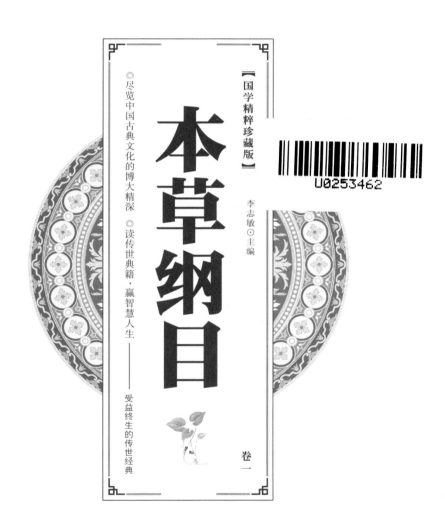

【国学精粹珍藏版】

◎尽览中国古典文化的博大精深 ◎读传世典籍，赢智慧人生——

本草纲目

李志敏⊙主编

受益终生的传世经典

卷一

U0253462

民主与建设出版社

图书在版编目（CIP）数据

本草纲目／李志敏编著；郑琦绘图. —北京：民主与建设出版社，2015.8
ISBN 978－7－5139－0708－8

Ⅰ．①本… Ⅱ．①李… ①郑…Ⅲ．①《本草纲目》Ⅳ．①R281.3

中国版本图书馆 CIP 数据核字（2015）第 175894 号

本草纲目

总 策 划：董治国
发行统筹：王　辉
主　　编：李志敏
责任编辑：王　颂
审读编辑：陈雪涛
装帧设计：王洪文
出版发行：民主与建设出版社有限责任公司
地　　址：北京朝阳区阜通东大街融科望京中心 B 座 601 室
电　　话：010－59419778 59417747
印　　刷：永清县晔盛亚胶印有限公司
开　　本：787 mm×1092 mm　1/16
字　　数：460 千字
印　　张：32
版　　次：2015 年 8 月第 1 版　2016 年 7 月第 3 次印刷
印　　数：1－5000
标准书号：ISBN 978－7－5139－0708－8
定　　价：280.00 元（全四卷）

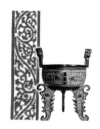

目录 ⊙节要

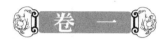

第一卷　序例上

《神农本经》名例 ………………（1）

历代诸家本草 ……………………（12）

引据古今医家书目 ………………（24）

引据古今经史百家书目 …………（31）

陶隐居《名医别录》合药分剂法则………

……………………………………（41）

四时用药例 ………………………（45）

十剂 ………………………………（45）

五味宜忌 …………………………（53）

五味偏胜 …………………………（55）

五脏五味补泻 ……………………（55）

脏腑虚实标本用药式………………（56）

引经报使 …………………………（63）

六腑六脏用药气味补泻 …………（63）

第二卷　序例下

相反诸药 …………………………（64）

服药食忌 …………………………（64）

妊娠禁忌 …………………………（65）

饮食禁忌 …………………………（65）

陈藏器诸虚用药凡例 ……………（67）

《神农本草经》目录 ………………（68）

《宋·本草》旧目录 ………………（70）

《药对》岁物药品 …………………（70）

第三卷　主治药上

项强 ………………………………（72）

癫痫 ………………………………（72）

暑 …………………………………（75）

火热 ………………………………（76）

脾胃 ………………………………（80）

反胃 ………………………………（83）

呕吐 ······ (86)
霍乱 ······ (88)
泄泻 ······ (92)
疟 ······ (95)
胀满 ······ (99)
转筋 ······ (102)
喘逆 ······ (103)
咳嗽 ······ (107)
寒热 ······ (111)

齿衄 ······ (113)
咳嗽血 ······ (113)
怔忡 ······ (114)
健忘 ······ (114)
惊悸 ······ (115)
烦躁 ······ (116)
不眠 ······ (117)
多眠 ······ (118)

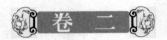

卷　二

大便燥结 ······ (121)
消渴 ······ (123)
淤血 ······ (127)
肠鸣 ······ (128)
腰痛 ······ (129)
心腹痛 ······ (131)

第四卷　主治药下

头痛 ······ (138)
眩晕 ······ (141)
耳 ······ (143)
鼻 ······ (147)
音声 ······ (150)
牙齿 ······ (152)

风瘙疹痱 ······ (157)
唇 ······ (158)
咽喉 ······ (160)
跌扑折伤 ······ (164)
外伤诸疮 ······ (168)
胎前 ······ (171)
产难 ······ (173)

第五卷　水部

诸水有毒 ······ (177)
雨水 ······ (178)
甘露 ······ (178)
流水 ······ (179)
盐胆水 ······ (180)

露水 ……………………… (181)

第六卷　火部

芦火、竹火 ……………… (182)

桑柴火 …………………… (182)

炭火 ……………………… (183)

艾火 ……………………… (183)

烛烬 ……………………… (184)

神针火 …………………… (184)

第七卷　土部

胡燕窠土 ………………… (185)

田中泥 …………………… (186)

井底泥 …………………… (186)

烟胶 ……………………… (186)

香炉灰 …………………… (186)

土蜂窠 …………………… (187)

赤土 ……………………… (187)

第八卷　金石部

锡吝脂 …………………… (188)

铜矿石 …………………… (188)

铅 ………………………… (188)

铁锈 ……………………… (191)

银 ………………………… (192)

银膏 ……………………… (195)

第九卷　石部（一）

水银 ……………………… (196)

雄黄 ……………………… (201)

炉甘石 …………………… (207)

石炭 ……………………… (209)

第十卷　石部（二）

石蟹 ……………………… (211)

金刚石 …………………… (211)

磁石 ……………………… (212)

麦饭石 …………………… (215)

河砂 ……………………… (216)

第十一卷　石部（三）

食盐 ……………………… (217)

卤碱 ……………………… (223)

蓬砂 ……………………… (224)

第十二卷　草部（一）

甘草 ……………………… (227)

人参 ……………………… (233)

卷 三

天麻 ·························· (249)

远志 ·························· (252)

丹参 ·························· (254)

三七 ·························· (256)

列当 ·························· (257)

第十三卷　草部（二）

黄连 ·························· (258)

黄芩 ·························· (266)

独活 ·························· (270)

贝母 ·························· (274)

水仙 ·························· (276)

龙胆 ·························· (277)

第十四卷　草部（三）

当归 ·························· (279)

白芷 ·························· (283)

芍药 ·························· (287)

藿香 ·························· (291)

薄荷 ·························· (292)

第十五卷　草部（四）

菊 ·························· (295)

艾 ·························· (299)

青蒿 ·························· (304)

夏枯草 ·························· (307)

第十六卷　草部（五）

麦门冬 ·························· (309)

连翘 ·························· (312)

水英 ·························· (314)

金盏草 ·························· (315)

迎春花 ·························· (315)

第十七卷　草部（六）

大黄 ·························· (316)

狼毒 ·························· (323)

白附子 ·························· (325)

半夏 ·························· (326)

苎麻 ·························· (334)

第十八卷　草部（七）

五味子 ·························· (335)

天门冬 ·························· (338)

何首乌 ·························· (342)

黄藤 ·························· (346)

白英 ·························· (346)

千金藤 ·························· (348)

第十九卷　草部(八)

蓟草 ……………………………………… (349)

蒲黄 ……………………………………… (349)

水藻 ……………………………………… (351)

海藻 ……………………………………… (352)

石帆 ……………………………………… (353)

泽泻 ……………………………………… (353)

第二十卷　草部(九)

石斛 ……………………………………… (357)

金星草 …………………………………… (358)

仙人草 …………………………………… (359)

仙人掌草 ………………………………… (359)

白龙须 …………………………………… (360)

第二十一卷　草部(十)

井中苔及萍蓝 …………………………… (361)

土马鬃 …………………………………… (361)

石蕊 ……………………………………… (362)

石松 ……………………………………… (362)

桑花 ……………………………………… (363)

玉柏 ……………………………………… (363)

干苔 ……………………………………… (363)

第二十二卷　谷部(一)

大麦 ……………………………………… (365)

荞麦 ……………………………………… (367)

小麦 ……………………………………… (369)

卷　四

第二十三卷　谷部(二)

稷 ………………………………………… (377)

黍 ………………………………………… (379)

粟 ………………………………………… (382)

阿芙蓉 …………………………………… (384)

稗 ………………………………………… (385)

第二十四卷　谷部(三)

大豆 ……………………………………… (386)

蚕豆 ……………………………………… (392)

黄大豆 …………………………………… (393)

白豆 ……………………………………… (394)

大豆黄卷 ………………………………… (394)

第二十五卷 谷部(四)

豆黄 ………………………… (396)

饭 …………………………… (396)

粥 …………………………… (398)

蒸饼 ………………………… (402)

饴糖 ………………………… (403)

酱 …………………………… (404)

醋 …………………………… (406)

榆仁酱 ……………………… (409)

第二十六卷 菜部(一)

蒜 …………………………… (410)

生姜 ………………………… (413)

茼蒿 ………………………… (417)

胡萝卜 ……………………… (418)

白花菜 ……………………… (419)

第二十七卷 菜部(二)

荠 …………………………… (420)

苜蓿 ………………………… (421)

苦菜 ………………………… (422)

黄瓜菜 ……………………… (424)

蕨 …………………………… (425)

薇 …………………………… (426)

甘薯 ………………………… (426)

芋 …………………………… (427)

山丹 ………………………… (429)

东风菜 ……………………… (430)

第二十八卷 菜部(三)

冬瓜 ………………………… (431)

南瓜 ………………………… (435)

苦瓜 ………………………… (435)

紫菜 ………………………… (436)

第二十九卷 果部(一)

梅 …………………………… (437)

枣 …………………………… (442)

巴旦杏 ……………………… (447)

仲思枣 ……………………… (447)

苦枣 ………………………… (448)

第三十卷 果部(二)

山楂 ………………………… (449)

柑 …………………………… (452)

橙 …………………………… (453)

柚 …………………………… (454)

杨梅 ………………………… (456)

樱桃 ………………………… (458)

枇杷 ………………………… (459)

银杏 ………………………… (461)

第三十一卷　果部（三）

荔枝 ……………………………（464）

龙眼 ……………………………（467）

椰子 ……………………………（468）

波萝蜜 …………………………（471）

无花果 …………………………（471）

马槟榔 …………………………（472）

第三十二卷　木部（一）

柏 ………………………………（474）

木兰 ……………………………（479）

丁香 ……………………………（480）

樟 ………………………………（484）

安息香 …………………………（485）

樟脑 ……………………………（486）

芦荟 ……………………………（487）

第三十三卷　木部（二）

杜仲 ……………………………（489）

槐 ………………………………（491）

檀 ………………………………（496）

白杨 ……………………………（497）

榆 ………………………………（498）

第一卷 序例上

《神农本经》名例

上药一百二十种为君，主养命以应天，无毒，多服、久服不伤人。欲轻身益气。不老延年者，本上经。

中药一百二十种为臣，主养性以应人，无毒、有毒，斟酌其宜。欲遏病，补虚羸者，本中经。

下药一百二十五种为佐使，主治病以应地，多毒，不可久服。欲除寒热邪气，破积聚愈疾者，本下经。

三品合三百六十五种，法三百六十五度，一度应一日，以成一岁。倍其数，合七百三十名也。

陶弘景曰：今按上品药性，亦能遣疾，但势力和厚，不为速效。岁月常服，必获大益。病既愈矣，命亦兼申，天道仁育，故曰应天。一百二十种者，当谓寅、卯、辰、巳之月，法万物生荣时也。中品药性，疗病之辞渐深，轻身之说稍薄，祛患为速，延龄为缓。人怀性情，故曰应人。一百二十种，当谓午、未、申、酉之月，法万物成熟时也。下品药性，专主攻击，毒烈之气，倾损中和，不可常服，疾愈即止。地体收杀，故曰应地。一百二十五种者，当谓戌、亥、子、丑之月，法万物枯藏时也，兼以闰之，盈数加之。若单服或配隶，自随人患，参而行之，不必偏执也。

掌禹锡曰：陶氏本草例：神农以朱书，《别录》以墨书。《本经》药止三百六十五种，今此言倍其数合七百三十名，是并《别录》副品而言。此一节乃《别录》之文，传写既久，错乱所致。遂令后世捃摭此类，以为非神农之书，率以此故也。

时珍曰：《神农本草》，药分三品。陶氏《别录》，倍增药品，始分部类。

唐、宋诸家大加增补，兼或退出。虽有朱、墨之别，三品之名而实已紊矣。或一药而分数条，或二物而同一处；或木居草部，或虫入木部；水、土共居，虫、鱼杂处；淄渑罔辨，玉砾不分；名已难寻，实何由觅。今则通合古今诸家之药，析为十六部。当分者分，当并者并，当移者移，当增者增。不分三品，惟逐各部，物以类从，目随纲举。每药标一总名，正大纲也；大书气味、主治，正小纲也；分注释名、集解、发明，详其目也；而辨疑、正误、附录附之，备其体也；单方又附于其末，详其用也。大纲之下，明注本草及三品，所以原始也；小纲之下，明注各家之名，所以注实也；分注则各书人名，一则古今之出处不没，一则各家之是非有归。虽旧章似乎剖析，而支脉更觉分明。非敢僭越，实便讨寻尔。

药有君、臣、佐、使，以相宣摄。合和，宜一君、二臣、三佐、五使，又可一君、三臣、九佐使也。

弘景曰：用药犹如立人之制，若多君少臣，多臣少佐，则气力不周也。然检仙经世俗诸方，亦不必皆尔。大抵养命之药多君，养性之药多臣，疗病之药多佐，犹依本性所主，而复斟

酌之。上品君中，复有贵贱；臣佐之中，亦复如之。所以门冬、远志，别有君臣；甘草国老，大黄将军，明其优劣，皆不同秩也。

岐伯曰：方制君臣者，主病之谓君，佐君之谓臣，应臣之谓使，非上、中、下三品之谓也。所以明善恶之殊贯也。

张元素曰：为君者最多，为臣者次之，佐者又次之。药之于证，所主同者，则各等分。或云力大者为君。

李杲曰：凡药之所用，皆以气味为主。补泻在味，随时换气。主病为君，假令治风，防风为君；治寒，附子为君；治湿，防己为君；治上焦热，黄芩为君；中焦热，黄连为君，兼见何证，以佐使药分治之，此制方之要也。本草上品为君之说，各从其宜尔。

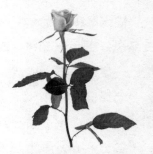

药有阴阳配合，子母兄弟。

韩保升曰：凡天地万物皆有阴阳、大小，各有色类，并有法象。故羽毛之类，皆生于阳而属于阴；鳞介之类，皆

生于阴而属于阳。所以空青法木，故色青而主肝；丹砂法火，故色赤而主心；云母法金，故色白而主肺；雌黄法土，故色黄而主脾；慈石法水，故色黑而主肾。余皆以此例推之。子母兄弟，若榆皮为母、厚朴为子之类，是也。

根茎花实，苗皮骨肉。

元素曰：凡药根之在土中者，中半已上，气脉之上行也，以生苗者为根；中半已下，气脉之下行也，以入土者为梢。病在中焦与上焦者，用根；在下焦者，用梢，根升梢降。人之身半已上，天之阳也，用头；中焦用身；身半已下，地之阴也，用梢。乃述类象形者也。

时珍曰：草木有单使一件者，如羌活之根，木通之茎，款冬之花，葶苈之实，败酱之苗，大青之叶，大腹之皮，郁李之核，柏木之皮，沉香之节，苏木之肌，胡桐之泪，龙脑之膏是也。有兼用者，远志、小草、蜀漆、常山之类是也。有全用者，枸杞、甘菊之类是也。有一物两用者，当归头尾，麻黄节根，赤白茯苓，牛膝春夏用苗、秋冬用根之类是也。羽毛、鳞介、玉石、水火之属，往往皆然，不可一律论也。

有单行者，有相须者，有相使者，有相畏者，有相恶者，有相反者，有相杀者。凡此七情，合和视之。当用相须、相使者良，勿用相恶、相反者。若有毒宜制，可用相畏、相杀者；不尔，勿合用也。

保升曰：《本经》三百六十五种中，单行者，七十一种；相须者，十二种；相使者，九十种；相畏者，七十八种；相恶者，六十种；相反者，十八种；相杀者，三十六种。凡此七情，合和视之。

弘景曰：凡检旧方用药，亦有相恶、相反者。如仙方甘草丸，有防己、细辛；俗方玉石散，用栝蒌、干姜之类，服之乃不为害。或有制持之者，譬如寇、贾辅汉，程、周佐吴，大体既正，不得以私情为害。虽尔，不如不用尤良。半夏有毒，须用生姜，取其相畏、相制也。

宗奭曰：相反为害深于相恶者，谓彼虽恶我，我无忿心，犹如牛黄恶龙骨，而龙骨得牛黄更良，此有以制服故也。相反者，则彼我交仇，必不和合。今画家用雌黄、胡粉，相近便自黯妒，可证矣。

时珍曰：药有七情，独行者，单方，不用辅也。相须者，同类不可离也，如人参、甘草，黄柏、知母之类。

相使者，我之佐使也。相恶者，夺我之能也。相畏者，受彼之制也。相反者，两不相合也。相杀者，制彼之毒也。古方多有用相恶、相反者。盖相须、相使同用者，帝道也；相畏、相杀同用者，王道也；相恶、相反同用者，霸道也。有经、有权，在用者识悟尔。

药有酸、咸、甘、苦、辛五味，又有寒、热、温、凉四气。

宗奭曰：凡称气者，是香臭之气。其寒、热、温、凉，是药之性。且如鹅白脂性冷，不可言气冷也。四气则是香、臭、腥、臊。如蒜、阿魏、鲍鱼、汗袜，则其气臭；鸡、鱼、鸭、蛇，则其气腥；狐狸、白马茎、人中白，则其气臊；沉、檀、龙、麝，则其气香是也。则气字当改为性字，于义方允。

时珍曰：寇氏言寒、热、温、凉是性，香、臭、腥、臊是气，其说与《礼记》文合。但自《素问》以来，只以气味言，卒难改易，姑从旧尔。

好古曰：味有五，气有四。五味之中，各有四气。如辛则有石膏之寒，桂、附之热，半夏之温，薄荷之凉是也。气者，天也；味者，地也。温、热者，天之阳；寒、凉者，天之阴；

辛、甘者，地之阳，咸、苦者，地之阴。本草五味不言淡，四气不言凉；只言温、大温，热、大热，寒、大寒、微寒，平，小毒、大毒、有毒、无毒，何也？淡附于甘，微寒即凉也。

及有毒无毒。

岐伯曰：病有久新，方有大小，有毒无毒，固宜常制。大毒治病，十去其六；常毒治病，十去其七；小毒治病，十去其八；无毒治病，十去其九。谷、肉、果、菜，食养尽之，无使过之，伤其正也。又曰：耐毒者，以厚药；不胜毒者，以薄药。

王冰云：药气有偏胜，则脏气有偏绝，故十分去其六、七、八、九而止也。

阴干暴干，采造时月生熟。

弘景曰：凡采药时月，皆是建寅岁首，则从汉太初后所记也。其根物多以二月、八月采者，谓春初津润始萌，未充枝叶，势力淳浓也；至秋枝叶干枯，津润归流于下也。大抵春宁宜早，秋宁宜晚。花、实、茎、叶，各随其成熟尔。岁月亦有早晏，不必都依本文也。所谓阴干者，就六甲阴中干之也。又依遁甲法，甲子旬阴中在癸酉，以药著酉地也。实不必然，但露暴于阴影处干之尔。若可两用，益当为善。

孙思邈曰：古之医者，自解采取，阴干、暴干皆如法，用药必依土地，所以治病十愈八九。今之医者，不知采取时节，至于出产土地，新、陈、虚、实，一皆不悉，所以治病十不得五也。

马志曰：今按法阴干者，多恶。如鹿茸阴干悉烂，火干且良。草木根苗，九月以前采者，悉宜日干；十月以后采者，阴干乃好。

时珍曰：生产有南北，节气有早迟，根苗异收采，制造异法度。故市之地黄，以锅煮熟；大黄，用火焙干；松黄和蒲黄，樟脑杂龙脑，皆失制作伪者也。孔志约云：动植形生，因地舛性；春秋节变，感气殊功。离其本土，则质同而效异；乖于采取，则物是而时非。名实既虚，寒温多谬，施于君父，逆莫大焉。

嘉谟曰：医药贸易多在市家。谚云：卖药者，两眼；用药者，一眼；服药者，无眼。非虚语也，古圹灰云死龙骨，苜蓿根为土黄芪，麝香捣荔核搀藿香，采茄叶杂煮半夏为玄胡索，盐松梢为肉苁蓉，草仁充草豆蔻，西呆代南木香，熬广胶入荞面作阿胶，煮鸡子及鱼枕为琥珀，枇杷蕊代款冬，

驴脚胫作虎骨，松脂混麒麟竭，番消和龙脑香。巧诈百般，甘受其侮，甚至杀人，归咎用药，乃大关系，非比寻常，不可不慎也。

土地所出，真伪陈新，并各有法。

弘景曰：诸药所生，皆有境界。秦、汉已前，当言列国。今郡县之名，后人所增尔。江东以来，小小杂药，多出近道，气力性理，不及本邦。假令荆、益不通，则全用历阳当归，钱塘三建，岂得相似。所以疗病不及往人，亦当缘此。又且医不识药，惟听市人；市人又不辨究，皆委采送之家。采送之家，传习造作，真伪好恶，并皆莫测。所以钟乳醋煮令白，细辛水渍使直，黄芪蜜蒸为甜，当归酒洒取润，蜈蚣朱足令赤，螵蛸胶于桑枝，以蛇床当蘼芜，以荠苨乱人参。此等既非事实，合药不量剥除。只如远志、牡丹，才不收半；地黄、门冬，三分耗一。凡去皮、除心之属，分两不应，不知取足。王公贵胜合药之日，群下窃换好药，终不能觉。以此疗病，固难责效。

宗奭曰：凡用药必须择土地所宜者，则真，用之有据。如上党人参、川西当归、齐州半夏、华州细辛、东壁土、冬月灰、半天河水、热汤、浆

水之类，其物至微，其用至广，盖亦有理。若不推究厥理，治病徒费其功。

杲曰：陶隐居本草言狼毒、枳实、橘皮、半夏、麻黄、吴茱萸，皆须陈久者良，其余须精新也。然大黄、木贼、荆芥、芫花、槐花之类，亦宜陈久，不独六陈也。凡药味须要专精。至元庚辰六月，许伯威年五十四，中气本弱，病伤寒八、九日，热甚。医以凉药下之，又食梨，冷伤脾胃，四肢逆冷，时发昏愦，心下悸动，吃噫不止，面色青黄，目不欲开。其脉动中有止，时自还，乃结脉也。用仲景复脉汤加人参、肉桂，急扶正气；生地黄减半，恐伤阳气。服二剂，病不退。再为诊之，脉症相对，因念莫非药欠专精陈腐耶？再市新药与服，其症减半，又服而安。凡诸草、木、昆虫，产之有地；根、叶、花、实，采之有时。失其地，则性味少异；失其时，则气味不全。又况新陈之不同，精粗之不等。倘不择而用之，其不效者，医之过也。唐耿沣诗云：老医迷旧疾，朽药误新方。是矣。

岁物专精见后。

药性有宜丸者，宜散者，宜水煮者，宜酒渍者，宜膏煎者，亦有一物兼宜者，亦有不可入汤酒者，并随药性，不得违越。

弘景曰：又按病有宜服丸、服散、服汤、服酒、服膏煎者，亦兼参用，以为其制。

华佗曰：病有宜汤，宜丸者，宜散者，宜下者，宜吐者，宜汗者。汤可以荡涤脏腑，开通经络，调和阴阳。丸可以逐风冷，破坚积，进饮食。散可以去风寒暑湿之邪，散五脏之结伏，开肠利胃。可下而不下，使人心腹胀满烦乱。可汗而不汗，使人毛孔闭塞，闷绝而终。可吐而不吐，使人结胸上喘，水食不入而死。

杲曰：汤者，荡也，去大病用之。散者，散也，去急病用之。丸者，缓也，舒缓而治之也。父咀者，古制也。古无铁刃，以口咬细，煎汁饮之，则易升易散而行经络也。凡治至高之病，加酒煎；去湿，以生姜；补元气，以大枣；发散风寒，以葱白；去膈上痰，以蜜。细末者，不循经络，止去胸中及脏腑之积。气味厚者，自汤调；气味薄者，煎之，和滓服。去下部之病，其丸极大而光且圆；治中焦者，次之；治上焦者，极小。稠面糊，取其迟化，直至中下；或酒或醋，取其散之意也；凡半夏、南星，欲去湿者，丸以姜汁稀糊，取其易化也；水浸宿炊饼，又易化；滴水丸，又易化；炼蜜丸者，取其迟化而气循经络也；蜡丸，取其难化而旋旋取效，或毒药不伤脾胃也。

元素曰：病在头面及皮肤者，药须酒炒；在咽下脐上者，酒洗之；在下者，生用。寒药须酒浸曝干，恐伤胃也。当归酒浸，助发散之用也。

嘉谟曰：制药贵在适中，不及则功效难求，太过则气味反失。火制四：煅、炮、炙、炒也。水制三：渍、泡、洗也。水火共制，蒸、煮二者焉。法造虽多，不离于此。酒制升提，姜制发散。入盐走肾而软坚，用醋注肝而住痛。童便制，除劣性而降下；米泔制，去燥性而和中。乳制润枯生血，蜜制甘缓益元。陈壁土制，窃真气骤补中焦；麦麸皮制，抑酷性勿伤上膈。乌豆汤、甘草汤渍曝，并解毒致令平和；羊酥油、猪脂油涂烧，咸渗骨容易脆断。去瓤者，免胀；抽心者，除烦。大概具陈，初学熟玩。

欲疗病，先察其源，先候病机。五脏未虚，六腑未竭，血脉未乱，精神未散，服药必活。若病已成，可得半愈。病势已过，命将难全。

弘景曰：自非明医听声、察色、诊脉，孰能知未病之病乎？且未病之人，亦无肯自疗。故齐侯怠于皮肤之微，以致骨髓之痼，非但识悟之为难，亦乃信受之弗易。仓公有言：信巫不信医，死不治也。

时珍曰：《素问》云：上古作汤液，故为而弗服。中古道德稍衰，邪气时至，服之万全。当今之世，必齐毒药攻其中，镵石针艾治其外。又曰：中古治病，至而治之，汤液十日不已，治以草苏荄枝，本末为助，标本已得，神气乃复。暮世之病，不本四时，不知日月，不审逆从，病形已成，以为可救，故病未已，新病复起。

淳于意曰：病有六不治：骄恣不论于理，一不治；轻身重财，二不治；衣食不适，三不治；阴阳脏气不定，四不治；形羸不能服药，五不治；信巫不信医，六不治。六者有一，则难治也。

宗奭曰：病有五失：失于不审，失于不信，失于过时，失于不择医，失于不识病。五失有一，即为难治。又有八要：一曰虚，二曰实，三曰冷，四曰热，五曰邪，六曰正，七曰内，八曰外也。《素问》言：凡治病，察其形气色泽，观人勇怯、骨肉、皮肤，能知其情，以为诊法。若患人脉病不相应，既不得见其形，医止据脉供药，其可得乎？今豪富之家，妇人居帏幔之内，复以帛蒙手臂。既无望色之神，听声之圣，又不能尽切脉之巧，未免详问。病家厌繁，以为术疏，往往得药不服。是四诊之术，不得其一矣，可谓难也。呜呼！

若用毒药疗病，先起如黍粟，病去，即止；不去，倍之；不去，十之，取去为度。

弘景曰：今药中单行一两种有毒，只如巴豆、甘遂、将军，不可便令尽剂。如《经》所云：一物一毒，服一丸如细麻；二物一毒，服二丸如大麻；三物一毒，服三丸如胡豆；四物一毒，服四丸如小豆；五物一毒，服五丸如大豆；六物一毒，服六丸如梧子；从此至十，皆以梧子为数。其中又有轻重，且如狼毒、钩吻，岂如附子、芫花辈耶？此类皆须量宜。

宗奭曰：须有此例，更合论人老少虚实，病之渐久，药之多毒少毒，斟量之，不可执为定法。

疗寒，以热药；疗热，以寒药；饮食不消，以吐下药；鬼疰蛊毒，以毒药；痈肿疮瘤，以疮药；风湿，以风湿药，各随其所宜。

弘景曰：药性一物兼主十余病者，取其偏长为本，复观人之虚实补泻，男女老少，苦乐荣悴，乡壤风俗，并各不同。褚澄疗寡妇尼僧，异乎妻妾，此是达其性怀之所致也。

时珍曰：气味有厚薄，性用有躁静，治体有多少，力化有浅深。正者正治，反者反治。用热远热，用寒远寒，用凉远凉，用温远温。发表不远热，攻里不远寒；不远热则热病至，不远寒则寒病至。治热以寒，温而行之；治寒以热，凉而行之；治温以清，冷而行之；治清以温，热而行之。木郁达之，火郁发之，土郁夺之，金郁泄之，水郁折之。气之胜也，微者随之，甚者制之；气之复也，和者平之，暴者夺之。高者抑之，下者举之，有余折之，不足补之，坚者削之，客者除之，劳者温之，结者散之，留者行之，燥者濡之，急者缓之，散者收之，损者益之，逸者行之，惊者平之，吐之、汗之、下之、补之、泻之，久新同法。又曰：逆者正治，从者反治。反治者，热因寒用，塞因热用，寒因塞用，通因通用。必伏其所主，而先其所因。其始则同，其终则异。可使破积，可使溃坚，可使气和，可使必已。又曰：诸寒之而热者取之阴，热之而寒者取之阳，所谓求其属以衰之也。此皆约取《素问》之粹言。

病在胸膈已上者，先食后服药；

病在心腹已下者，先服药而后食。病在四肢血脉者，宜空腹而在旦；病在骨髓者，宜饱满而在夜。

弘景曰：今方家先食后食，盖此义也。又有须酒服者，饮服者，冷服者，热服者。服汤则有疏、有数，煮汤则有生、有熟。各有法用，并宜详审。

杲曰：古人服药活法：病在上者，不厌频而少；病在下者，不厌顿而多。少服，则滋荣于上；多服，则峻补于下。凡云分再服、三服者，要令势力相及，并视人之强弱，病之轻重，以为进退增减，不必泥法。

夫大病之主，有中风伤寒，寒热温疟，中恶霍乱，大腹水肿，肠澼下痢，大小便不通，奔豚上气，咳逆呕吐，黄疸消渴，留饮癖食，坚积症瘕，癫邪惊痫鬼疰，喉痹齿痛，耳聋目盲，金疮踒折，痈肿恶疮，痔瘘瘿瘤；男子五劳七伤，虚乏羸瘦；女子带下崩中，血闭阴蚀；虫蛇蛊毒所伤。此大略宗兆，其间变动枝叶，各宜依端绪以取之。

弘景曰：药之所主，止说病之一名，假令中风乃有数十种，伤寒证候亦有二十余条，更复就中求其类例，大体归其始终，以本性为根宗，然后

配证以合药尔。病之变状，不可一概言之。所以医方千卷，犹未尽其理。春秋以前，及和、缓之书蔑闻，而《道经》略载扁鹊数法，其用药犹是本草家意。至汉淳于意及华陀等方，今时有存者，亦皆条理药性。惟张仲景一部，最为众方之祖，又悉依本草，但其善诊脉、明气候以意消息之尔。至于刳肠剖臆、刮骨续筋之法，乃别术所得，非神农家事。自晋代以来，有张苗、宫泰、刘德、史脱、靳邵、赵泉、李子豫等，一代良医。其贵胜阮德如、张茂先辈，逸民皇甫士安，及江左葛洪、蔡谟、殷仲堪诸名人等，并研精药术。宋有羊欣、元徽、胡洽、秦承祖，齐有尚书褚澄、徐文伯、嗣伯群从兄弟，疗病亦十愈八九。凡此诸人，各有所撰用方，观其旨趣，莫非本草者。或时用别药，亦循其性度，非相逾越。《范汪方》百余卷，及葛洪《肘后》，其中有细碎单行经用者，或田舍试验之法，或殊域异识之术。如藕皮散血，起自庖人；牵牛逐水，近出野老。面店蒜齑，乃是下蛇之药；路边地菘，而为金疮所秘。此盖天地间物，莫不为天地间用，触遇则会，非其主对矣。颜光禄亦云：道经仙方，服食断谷，延年却老，乃至飞丹炼石

之奇，云腾羽化之妙，莫不以药道为先。用药之理，一同本草，但制御之途，小异世法。所用不多，远至二十余物，或单行数种。岁月深积，便致大益，即本草所云久服之效，不如俗人微觉便止。今庸医处疗，皆耻看本草，或倚约旧方，或闻人传说，便揽笔疏之，以此表奇。其畏恶相反，故自寡昧，而药类违僻，分两参差，不以为疑。偶尔值瘥，则自信方验；旬月未瘥，则言病源深结，了不反求诸己，虚构声称，自应贻谴矣。其五经四部，军国礼服，少有乖越，止于事迹非宜尔。至于汤药，一物有谬，便性命及之。千乘之君，百金之长，可不深思戒慎耶！

宗奭曰：人有贵贱少长，病当别论；病有新久虚实，理当别药。盖人心如面，各各不同，惟其心不同，脏腑亦异。欲以一药通治众人之病，其可得乎？

张仲景曰：有土地高下不同，物性刚柔食居亦异。是故黄帝兴四方之问，岐伯举四治之能。且如贵豪之家，形乐志苦者也。衣食足则形乐而外实，思虑多则志苦而内虚。故病生于脉，与贫下异，当因人而治。后世医者，委此不行，所失甚矣。又凡人少、长、老，其气血有盛、壮、衰三等。故岐伯曰：少火之气壮，壮火之气衰。盖少火生气，壮火散气，况衰火乎。故治法亦当分三等。其少日服饵之药，于壮、老之时皆须别处，决不可忽。

又云：人以气血为本。世有童男室女，积想在心，思虑过当，多致劳损。男则神色先散，女则月水先闭。盖忧愁思虑则伤心，心伤则血逆竭，故神色先散而月水先闭也。火既受病，不能营养其子，故不嗜食。脾既虚则金气亏，故发嗽。嗽既作，水气绝，故四肢干。木气不充，故多怒，鬓发焦，筋痿。俟五脏传遍，故卒不能死，然终死矣。此于诸劳最为难治。或能改易心志，用药扶接，间得九死一生耳。

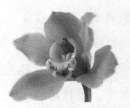

有人病久嗽，肺虚生寒热。以款冬花芽焚三两，俟烟出，以笔管吸其烟，满口则咽之，至倦乃已。日作五、七次，遂瘥。

有人病疟月余，又以药吐下之，气遂弱。观其脉病，乃夏伤暑，秋又伤风。因与柴胡汤一剂，安。后又饮食不节，寒热复作，吐逆不食，胁下急痛，此名痰疟。以十枣汤一服，下痰水数升；服理中散二钱，遂愈。

有妇人病吐逆，大小便不通，烦乱，四肢冷，渐无脉，凡一日半。与大承气汤二剂，至夜半大便渐通，脉渐生，翌日乃安。此关格之病，极难治。《经》曰：关则吐逆，格则不得小便，亦有不得大便者。

有人苦风痰头痛，颤掉吐逆，饮食减。医以为伤冷物，温之不愈，又以丸下之，遂厥。复与金液丹，后谵言吐逆，颤掉，不省人，狂若见鬼，循衣摸床，手足冷，脉伏。此胃中有结热，故昏瞀不省人。以阳气不能布于外，阴气不持于内，即颤掉而厥。遂与大承气汤，至一剂，乃愈。

有妇人病温，已十二日。诊其脉，六七至而涩，寸稍大，尺稍小。发寒热，颊赤口干，不了了，耳聋。问之，病后数日，经水乃行。此属少阳热入血室，治不对症必死。乃与小柴胡汤。二日，又加桂枝干姜汤，一日寒热止，但云：我脐下急痛。与抵当丸，微利，痛止身凉，尚不了了，复与小柴胡汤。次日云：我胸中热燥，口鼻干。又少

与调胃承气汤，不利，与大陷胸丸半服，利三行。次日虚烦不宁，妄有所见，狂言。知有燥屎，以其极虚，不敢攻之。与竹叶汤，去其烦热，其大便自通，中有燥屎数枚，狂烦尽解。惟咳嗽唾沫，此肺虚也，不治恐乘虚作肺痿。以小柴胡去人参、姜、枣，加干姜、五味子汤，一日咳减，二日悉痊。

有人年六十，脚肿生疮，忽食猪肉，不安。医以药下之，稍愈。时出外中风，汗出，头面暴肿，起紫黑色，多睡，耳轮上有浮泡小疮，黄汁出。乃与小续命汤，倍加羌活服之，遂愈。

有人年五十四，素羸，多中寒，少年常服土硫黄数斤，近服菟丝有效。脉左上二部、右下二部弦紧有力。五七年来，病右手足筋急拘挛，言语稍迟。遂与仲景小续命汤，加薏苡仁一两以治筋急；减黄芩、人参、芍药各半，以避中寒；杏仁只用一百五枚。后云：尚觉大冷，因尽去人参、芩、芍，加当归一两半，遂安。小续命汤，今人多用，不能逐症加减，遂至危殆，故举以为例。

历代诸家本草

《神农本草经》

掌禹锡曰：旧说《本草经》三卷，神农所作，而不经见，《汉书·艺文志》亦无录焉。《汉平帝纪》云：元始五年，举天下通知方术本草者，所在轺传遣诣京师。《楼护传》称：护少诵医经本草方术数十万言，本草之名盖见于此。唐李世绩等以梁《七录》载《神农本草》三卷，推以为始。又疑所载郡县有后汉地名，似张机、华佗辈所为，皆不然也。《淮南子》云：神农尝百草滋味，一日而七十毒，由是医方兴焉。盖上世未著文字，师学相传，谓之本草。两汉以来，名医益众，张、华辈始因古学附以新说，通为编述，本草由是见于经录。

寇宗奭曰：《汉书》虽言本草，不能断自何代而作。《淮南子》虽言神农尝百草以和药，亦无本草之名。惟《帝王世纪》云：黄帝使岐伯尝味草木，定《本草经》，造医方以疗众疾。乃知本草之名，自黄帝始。盖上古圣贤，具生知之智，故能辨天下品物性味，合世人疾病所宜。后世贤智之士，从而和之，又增其品焉。

韩保升曰：药有玉石、草、木、虫、兽，而云本草者，为诸药中草类最多也。

《名医别录》

李时珍曰：《神农本草》，药分三品，计三百六十五种，以应周天之数。梁陶弘景复增汉、魏以下名医所用药三百六十五种，谓之《名医别录》。凡七卷，首叙药性之源，论病名之诊；次分玉石一品，草一品，木一品，果菜一品，米食一品，有名未用三品。以朱书《神农》，墨书《别录》，进上梁武帝。弘景，字通明，宋末为诸王侍读，归隐勾曲山，号华阳隐居，武帝每咨访之，年八十五卒，谥贞白先生。其书颇有裨补，亦多谬误。

弘景自序曰：隐居先生在乎茅山之上，以吐纳余暇，游意方技，览本草药性，以为尽圣人之心，故撰而论之。旧称《神农本经》，予以为信然。昔神农氏之王天下也，画八卦以通鬼神之情，造耕种以省杀生之弊，宣药疗疾以拯天伤之命。此三道者，历众圣而滋彰。文王、孔子，彖象、繇辞，幽赞人天。后稷、伊尹，播厥百谷，惠被群生。岐、黄、彭、扁，振扬辅导，恩流含气。岁逾三千，民到于今赖之。但轩辕以前，文字未传。药性所主，当以识识相因，不尔何由得闻。至于桐、雷，乃著在编简。此书应与《素问》同类，但后人多更修饬之尔。秦皇所焚燹，医方、卜术不预，故犹得全录。而遭汉献迁徙，晋怀奔进，文籍焚靡，十不遗一。今之所存，有此三卷。其所出郡县乃后汉时制，疑仲景、元化等所记。又有《桐君采药录》，说其花叶形色。《药对》四卷，论其佐使相须。魏、晋以来，吴普、李当之等更复损益。或五百九十五，或四百四十一，或三百一十九。或三品混糅，冷、热舛错，草、石不分，虫、兽无辨。且所主治，互有得失。医家不能备见，则智识有浅深。今辄苞综诸经，研括烦省。以《神农本经》三品合三百六十五为主，又进名医别品亦三百六十五，合七百三十种。精粗皆取，无复遗落，分别科条，区畛物类，兼注名时用土地所出，及仙经道术所须，并此序合为七卷。虽未足追踵前良，盖亦一家撰制，吾去世之后，可贻诸知音尔。

《桐君采药录》

时珍曰：桐君，黄帝时臣也。书凡二卷，纪其花叶形色，今已不传。后人又有《四时采药》《太常采药时月》等书。

《雷公药对》

禹锡曰：北齐徐之才撰。以众药名品、君臣、性毒、相反及所主疾病，分类记之，凡二卷。

时珍曰：陶氏前已有此书，《吴氏本草》所引雷公是也。盖黄帝时雷公所著，之才增饰之尔。之才，丹阳人，博识善医，历仕北齐诸帝得宠，仕终尚书左仆射，年八十卒，赠司徒，封西阳郡王，谥文明。《北史》有传。

《李氏药录》

保升曰：魏李当之，华佗弟子。修《神农本草》三卷，而世少行。

时珍曰：其书散见吴氏、陶氏本草中，颇有发明。

《吴氏本草》

保升曰：魏吴普，广陵人，华佗弟子。凡一卷。

时珍曰：其书分记神农、黄帝、岐伯、桐君、雷公、扁鹊、华佗、李氏，所说性味甚详，今亦失传。

《雷公炮炙论》

时珍曰：刘宋时雷敩所著，非黄帝时雷公也。自称内究守国安正公，或是官名也。胡洽居土重加定述。药凡三百种，为上、中、下三卷。其性味、炮炙、熬煮、修事之法多古奥，文亦古质，别是一家，多本于乾宁晏先生。其首序论述物理，亦甚幽玄，录载于后。乾宁先生，名晏封，著《制伏草石论》六卷，盖丹石家书也。

《唐本草》

时珍曰：唐高宗命司空英国公李绩等修陶隐居所注《神农本草经》，增为七卷。世谓之《英公唐本草》，颇有增益。显庆中右监门长史苏恭重加订注，表请修定。帝复命太尉赵国公长孙无忌等二十二人，与恭详定，增药一百一十四种，分为玉石、草、木、人、兽、禽、虫鱼、果、米谷、菜、有名未用十一部。凡二十卷，目录一卷，别为药图二十五卷，图经七卷，共五十三卷。世谓之《唐新本草》。苏恭所释虽明，亦多驳误。礼部郎中孔志约序曰：天地之大德曰生，运阴阳以播物；含灵之所保曰命，资亨育以尽年。蛰穴栖巢，感物之情盖寡；范金揉木，逐欲之道方滋。而五味或爽，时昧甘辛之节；六气斯诊，易愆寒燠之宜。中外交侵，形神分战。饮食伺衅，成肠胃之眚；风湿候隙，构手足之灾。机缠肤腠，莫知救止；渐固膏肓，期于夭折。暨炎晖纪物，识药石之功；云瑞名官，穷诊候之术。草木咸得其性，鬼神无所遁情。刳麇刳犀，驱泄邪恶；飞丹练石，引纳清和。大庇苍生，普济黔首；功侔造化，恩迈裁成。日用不知，于今是赖。岐、和、彭、缓，腾绝轨于前；李、华、张、吴，振英声于后。昔秦政煨燔，兹经不预；永嘉丧乱，斯道尚存。梁陶弘景雅好摄生，研精药术。以为《本草经》者，神农之所作，不刊之书也。惜其年代寝远，简编残蠹，与桐、雷众记，颇或踌驳。兴言撰缉，勒成一家。亦以雕琢经方，润色医业。然而时钟鼎峙，闻见阙于殊方；事非金议，诠释拘于独学。至如重建平之防己，弃槐里之半夏。秋采榆仁，冬收云实。谬粱米之黄白，混荆子之牡蔓。异繁缕于鸡肠，合由跋于鸢尾。防葵、狼毒，妄曰同根；钩吻、黄精，引为连类。铅、锡莫辨，橙、柚不分。凡此比例，盖亦多矣。自时厥后，以迄于今。虽方技分镳，名医继轨，更相祖述，罕能厘正。乃复采杜衡于及己，求忍冬于络石。舍陟厘而取荩藤，退飞廉而用马蓟。承疑行妄，曾无有觉。疾瘵多殆，良深慨叹。既而朝议郎行右监门府长史骑都尉臣苏恭，摭陶氏之乖违，辨俗用之纰紊，遂表请修定，深副圣怀。乃诏太尉扬州都督监修国史上柱国赵国公臣无忌、大中大夫行尚药奉御臣许孝崇等二十二人，与苏恭详撰。窃以动、植形生，因方舛性；春、秋节变，感气殊功。离其本土，则质同而效异；乖于采摘，乃物是而时非。名实既爽，寒温多谬。用之凡庶，其欺已甚；施之君父，逆莫大焉。于是上禀神规，下询众议；普颁天下，营求药物。羽毛鳞介，无远不臻；根茎花实，有名咸萃。遂乃详采秘要，博综方术。《本经》虽缺，

有验必书；《别录》虽存，无稽必正。考其同异，择其去取。铅翰昭章，定群言之得失；丹青绮焕，备庶物之形容。撰本草并图经、目录等，凡成五十四卷。庶以网萝今古，开涤耳目。尽医方之妙极，拯生灵之性命。传万祀而无昧，悬百工而不朽。

《药总诀》

禹锡曰：梁陶隐居撰，凡二卷，论药品五味寒热之性，主疗疾病及采蓄时月之法。一本题曰《药象口诀》，不著撰人名。

《药性本草》

禹锡曰：《药性论》凡四卷，不著撰人名氏，分药品之性味，君臣佐使主病之效。一本云陶隐居撰。然其药性之功，有与本草相戾者，疑非隐居书也。

时珍曰：《药性论》，即《药性本草》，乃唐甄权所著也。权，扶沟人，仕隋为秘书正字。唐太宗时，年百二十岁，帝幸其第，访以药性，因上此书，授朝散大夫，其书论主治亦详。又著《脉经》《明堂人形图》各一卷。

详见《唐史》。

《千金食治》

时珍曰：唐孙思邈撰《千金备急方》三十卷，采摭《素问》、扁鹊、华佗、徐之才等所论补养诸说，及本草关于食用者，分米谷、果、菜、鸟兽、虫鱼为食治附之，亦颇明悉。思邈隐于太白山，隋、唐征拜皆不就，年百余岁卒。所著有《千金翼方》《枕中素书》《摄生真录》《福禄论》《三教论》《老子庄子注》。

《食疗本草》

禹锡曰：唐同州刺史孟诜撰。张鼎又补其不足者八十九种，并旧为二百二十七条，凡三卷。

时珍曰：诜，梁人也。武后时举进士，累迁凤阁舍人，出为台州司马，转同州刺史。睿宗召用，固辞。卒年九十。因《周礼》食医之义，著此书，多有增益。又撰《必效方》十卷，《补养方》三卷。《唐史》有传。

《本草拾遗》

禹锡曰：唐开元中三原县尉陈藏器撰。以《神农本经》虽有陶、苏补集之说，然遗沉尚多，故别为序例一卷，拾遗六卷，解纷三卷，总曰《本草拾遗》。

时珍曰：藏器，四明人。其所著述，博极群书，精核物类，订绳谬误，搜萝幽隐，自本草以来，一人而已。肤谫之士，不察其该详，惟消其僻怪。宋人亦多删削。岂知天地品物无穷，古今隐显亦异，用舍有时，名称或变，岂可以一隅之见，而遽讥多闻哉。如辟虺雷、海马、胡豆之类，皆隐于昔而用于今；仰天皮、灯花、败扇之类，皆万家所用者。若非此书收载，何从稽考。此本草之书，所以不厌详悉也。

《海药本草》

禹锡曰：《南海药谱》二卷，不著撰人名氏，杂记南方药物所产郡县及疗疾之功，颇无伦次。

时珍曰：此即《海药本草》也，凡六卷，唐人李珣所撰。珣，盖肃代时人，收采海药亦颇详明。又郑虔有《胡本草》七卷，皆胡中药物，今不传。

《四声本草》

禹锡曰：唐兰陵处士萧炳撰。取本草药名上一字，以平、上、去、入四声相从，以便讨阅，无所发明。凡五卷，进士王收序之。

《删繁本草》

禹锡曰：唐润州医博士兼节度随军杨损之撰。删去本草不急及有名未用之类，为五卷。开元以后人也，无所发明。

《本草音义》

时珍曰：凡二卷，唐李含光撰。又甄立言、殷子严皆有音义。

《本草性事类》

禹锡曰：京兆医工杜善方撰，不详何代人。凡一卷，以本草药名随类解释，附以诸药制使、畏恶、相反、相宜、解毒者。

《食性本草》

禹锡曰：南唐陪戎副尉、剑州医学助教陈士良撰。取神农、陶隐居、苏恭、孟诜、陈藏器诸家药，关于饮食者类之，附以食医诸方及四时调养脏腑之法。

时珍曰：书凡十卷，总集旧说，无甚新义。古有淮南王《食经》一百二十卷，《崔浩食经》九卷，《竺暄食经》十卷，《膳馐养疗》二十卷，昝殷《食医心镜》三卷，娄居中《食治通说》一卷，陈直《奉亲养老书》二卷，并有食治诸方，皆祖食医之意也。

《蜀本草》

时珍曰：蜀主孟昶命翰林学士韩保升等与诸医士，取《唐本草》参校增补注释，别为《图经》凡二十卷，昶自为序，世谓之《蜀本草》。其图说药物形状，颇详于陶、苏也。

《开宝本草》

时珍曰：宋太祖开宝六年，命尚药奉御刘翰、道士马志等九人，取唐、蜀本草详校，仍取陈藏器《拾遗》诸书相参，刊正别名，增药一百三十三种，马志为之注解，翰林学士卢多逊等刊正。七年复诏志等重定，学士李助等看详。凡神农者白字，名医所传者墨字别之。并目录共二十一卷。序曰：三坟之书，神农预其一；百药既辨，本草存其录。旧经三卷，世所流传；《名医别录》，互为编纂。至梁贞白先生陶弘景，乃以《别录》参其《本经》，朱、墨杂书，时谓明白，而又考彼功用，为之注释，列为七卷，南国行焉。逮乎有唐，别加参校，增药八百余味，添注为二十一卷，《本经》漏缺则补之，陶氏误说则证之。然而载历年祀，又逾四百，朱字墨字，无本得同；旧注新注，其文互缺。非圣主抚大同之运，永无疆之休，其何以改而正之哉。乃命尽考传误，刊为定本，类例非允，从而革焉。至于笔头灰，兔毫也，而在草部，今移附兔头骨之下；半天河、地浆，皆水也，亦在草部，今移附玉石类之间。败鼓皮移附于兽皮；胡桐泪改从于木类。紫矿亦木也，自玉石品而取焉；伏翼实禽也，由虫鱼部而移焉。橘柚附于果实，食盐附于光盐。生姜、干姜，同归一说。至于鸡肠、繁缕、陆英、

蒴藋，以类相似，从而附之。仍采陈藏器《拾遗》、李含光《音义》，或讨源于别本，或传效于医家，参而较之，辨其臧否。至于突厥白，旧说灰类也，今是木根；天麻根，解以赤箭，今又全异。去非取是，特立新条。其余刊正，不可悉数。下采众议，定为印板。乃以白字为神农所说，墨字为名医所传。唐附、今附，各加显注，详其解释，审其形性。证谬误而辨之者，署为今注；考文记而述之者，又为今按。义既刊定，理亦详明。今以新旧药合九百八十三种，并目录二十一卷，广颁天下，传而行焉。

《嘉祐补注本草》

时珍曰：宋仁宗嘉祐二年，诏光禄卿直秘阁掌禹锡、尚书祠部郎中秘阁校理林亿等，同诸医官重修本草。新补八十二种，新定一十七种，通计一千八十二条，谓之《嘉祐补注本草》，共二十卷。其书虽有校修，无大发明。其序略云：《神农本草经》三卷，药止三百六十五种。至陶隐居又进《名医别录》，亦三百六十五种，因而注释，分为七卷。唐苏恭等又增一百一十四种，广为二十卷，谓之

《唐本草》。国朝开宝中，两诏医工刘翰、道士马志等修，增一百三十三种，为《开宝本草》。伪蜀孟昶，亦尝命其学士韩保升等稍有增广，谓之《蜀本草》。嘉祐二年八月，诏臣禹锡、臣亿等再加校正。臣等被命，遂更研核。窃谓前世医工，原诊用药，随效辄记，遂至增多。概见诸书，浩博难究；虽屡加删定，而去取非一。或《本经》已载，而所述粗略；或俚俗常用，而太医未闻。向非因事详著，则遗散多矣。乃请因其疏捂，更为补注。因诸家医书、药谱所载物品功用，并从采掇；惟名近迂僻，类乎怪诞，则所不取。自余经史百家，虽非方饵之急，其间或有参说药验较然可据者，亦兼收载，务从该洽，以副诏意。凡名本草者非一家，今以开宝重定本为正。其分布卷类，经注杂糅，间以朱墨，并从旧例，不复厘改。凡补注并据诸书所说，其意义与旧文相参者，则从删削，以避重复；其旧已著见而意有未完，后书复言，亦具存之，欲详而易晓。仍每条并以朱书其端云：臣等谨按：某书云某事。其别立条者，则解于其末，云见某书。凡所引书，唐、蜀二本草为先，他书则以所著先后为次第。凡书旧名本草者，今所引用，但著其所作人名曰某，惟唐、蜀本，则曰《唐本》云、《蜀本》云。凡字朱墨之别：所谓《神农本经》者，以朱字；名医因神农旧条而有增补者，以墨字间于朱字；余所增者，皆别立条，并以墨字。凡陶隐居所进者，谓之《名医别录》，并以其注附于末；凡显庆所增者，亦注其末，曰《唐本》先附；凡《开宝》所增者，亦注其末，曰今附；凡今所增补，旧经未有，于逐条后开列，云新补。凡药旧分上、中、下三品，今之新补难于详辨，但以类附见，如绿矾次于矾石，山姜花次于豆蔻，扶栘次于水杨之类是也。凡药有功用，《本经》未见，而旧注已曾引注，今之所增，但涉相类，更不立条，并附本注之末，曰续注，如地衣附于垣衣，燕覆附于通草，马藻附于海藻之类是也。凡旧注出于陶氏者，曰陶隐居云；出于显庆者，曰《唐本》注；出于《开宝》者，曰今注。其开宝考据传记者，别曰今按、今详、又按。皆以朱字别书于其端。凡药名《本经》已见，而功用未备，今有所益者，亦附于本注之末。凡药有今世已尝用，而诸书未见，无所辨证者，如胡芦巴、海带之类，则请从太医众论参议，别立为条，曰新定。旧药九百八十三种，新补八十二种，附于注者不预焉。新定一十七种，总新旧一千八十二条，皆随类附著之。英公、陶氏、《开宝》三序，皆有义例，所不可去，仍载于首卷云。

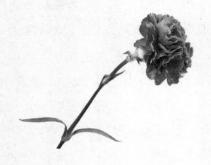

《图经本草》

时珍曰：宋仁宗既命掌禹锡等编绎本草，累年成书；又诏天下郡县，图上所产药物，用唐永徽故事，专命太常博士苏颂撰述成此书，凡二十一卷。考证详明，颇有发挥。但图与说异，两不相应。或有图无说，或有物失图，或说是图非。如江州菝葜乃仙遗粮，滁州青木香乃兜铃根，俱混列图；棠球子即赤木瓜，天花粉即栝楼根，乃重出条之类，亦其小小疏漏耳。颂，字子容，同安人，举进士，哲宗朝位至丞相，封魏国公。

《证类本草》

时珍曰：宋徽宗大观二年，蜀医唐慎微取《嘉祐补注本草》及《图经本草》合为一书，复拾《唐本草》《陈藏器本草》、孟诜《食疗本草》旧本所遗者五百余种，附入各部，并增五种。仍采《雷公炮炙》及《唐本》《食疗》、陈藏器诸说收未尽者，附于各条之后。又采古今单方，并经、史、百家之书有关药物者，亦附之。共三十一卷，名《证类本草》。上之朝廷，改名《大观本草》。慎微貌寝陋而学该博，使诸家本草及各药单方，垂之千古，不致沦没者，皆其功也。政和中，复命医官曹孝忠校正刊行，故又谓之《政和本草》。

《本草别说》

时珍曰：宋哲宗元祐中，阆中医士陈承合本草及《图经》二书为一，间缀数语，谓之别说。高宗绍兴末，命医官王继先等校正本草，亦有所附。皆浅俚，无高论。

《日华诸家本草》

禹锡曰：国初开宝中，明人撰。不著姓氏。但云日华子、大明。序集诸家本草近世所用药，各以寒、温、性味、华、实、虫、兽为类，其言功用甚悉，凡二十卷。

时珍曰：按《千家姓》，大姓出东莱。日华子，盖姓大名明也。或云其姓田，未审然否。

《本草衍义》

时珍曰：宋政和中，医官通直郎寇宗奭撰。以《补注》及《图经》二书，参考事实，核其情理，援引辨证，发明良多，东垣、丹溪诸公亦尊信之；但以兰花为兰草，卷丹为百合，是其误也。书及序例凡三卷。平阳张魏卿以其说分附各药之下，合为一书。

《洁古珍珠囊》

时珍曰：书凡一卷，金易州明医张元素所著。元素，字洁古，举进士不第，去学医，深阐轩、岐秘奥，参悟天人幽微。言古方新病不相能，自成家法。辨药性之气味、阴、阳、厚、薄、升、降、浮、沉、补、泻、六气、十二经，及随证用药之法，立为主治、秘诀、心法、要旨，谓之《珍珠囊》，大扬医理，《灵》《素》之下，一人而已。后人翻为韵语，以便记诵，谓之东垣《珍珠囊》，谬矣。惜乎止论百品，未及遍评。又著《病机气宜保命集》四卷，一名《活法机要》。后人误作河间刘完素所著，伪撰序文词调于卷首，以附会之。其他洁古诸书，多是后人依托，故驳杂不伦。

《用药法象》

时珍曰：书凡一卷，元真定明医李杲所著。杲，字明之，号东垣。通《春秋》《书》《易》，忠信有守，富而好施，援例为济源监税官。受业于洁古老人，尽得其学，益加阐发，人称神医。祖《洁古珍珠囊》，增以用药凡例，诸经向导，纲要活法，著为此书。谓世人惑于内伤外感，混同施治，乃辨其脉症，元气阴火，饮食劳倦，有余不足，著《辨惑论》三卷，《脾胃论》三卷。推明《素问》《难经》《本草》《脉诀》及杂病方论，著《医学发明》九卷，《兰室秘藏》五卷。辨析经络脉法，分比伤寒六经之则，著《此事难知》二卷。别有痈疽、眼目诸书及《试效方》，皆其门人所集述者也。

《汤液本草》

时珍曰：书凡二卷，元医学教授古赵王好古撰。好古，字进之，号海藏，东垣高弟，医之儒者也。取本草及张仲景、成无己、张洁古、李东垣之书，间附己意，集而为此。别著《汤液大法》四卷，《医垒元戎》十卷，《阴证略例》《癍论萃英》《钱氏补遗》各一卷。

《日用本草》

时珍曰：书凡八卷。元海宁医士吴瑞，取本草之切于饮食者，分为八门，间增数品而已。瑞，字瑞卿，元文宗时人。

《本草歌括》

时珍曰：元瑞州路医学教授胡仕可，取本草药性图形作歌，以便童蒙者。我明刘纯、熊宗立、傅滋辈，皆

有歌括及药性赋，以授初学记诵。

《本草衍义补遗》

时珍曰：元末朱震亨所著。震亨，义乌人，字彦修，从许白云讲道，世称丹溪先生。尝从萝太无学医，遂得刘、张、李三家之旨而推广之，为医家宗主。此书盖因寇氏《衍义》之义而推衍之，近二百种，多所发明；但兰草之为兰花，胡粉之为锡粉，未免泥于旧说，而以诸药分配五行，失之牵强耳。所著有《格致余论》《局方发挥》《伤寒辨疑》《外科精要新论》《风木问答》诸书。

《本草发挥》

时珍曰：书凡三卷，洪武时丹溪弟子山阴徐彦纯用诚所集。取张洁古、李东垣、王海藏、朱丹溪、成无己数家之说，合成一书尔，别无增益。

《救荒本草》

时珍曰：洪武初，周宪王因念旱涝民饥，咨访野老田夫，得草木之根苗花实可备荒者四百四十种，图其形

状，著其出产、苗叶、花子、性味、食法，凡四卷，亦颇详明可据。近人翻刻，削其大半，虽其见浅，亦书之一厄也。王号诚斋，性质聪敏，集《普济方》一百六十八卷，《袖珍方》四卷，诗、文、乐府等书。嘉靖中，高邮王磐著《野菜谱》一卷，绘形缀语，以告救荒，略而不详。

《庚辛玉册》

时珍曰：宣德中，宁献王取崔昉《外丹本草》、土宿真君《造化指南》、独孤滔《丹房镜源》、轩辕述《宝藏论》、青霞子《丹台录》诸书所载金石草木可备丹炉者，以成此书。分为金石部、灵苗部、灵植部、羽毛部、鳞甲部、饮馔部、鼎器部，通计二卷，凡五百四十一品。所说出产形状，分别阴阳，亦可考据焉。王号臞仙，该通百家，所著医、卜、农、圃、琴、棋、仙学、诗家诸书，凡数百卷。《造化指南》三十三篇，载灵草五十三种，云是土宿昆元真君所说。《抱朴子注解》，盖亦宋、元时方士假托者尔。古有《太清草木方》《太清服食经》《太清丹药录》《黄白秘法》《三十六水法》《伏制草石论》诸书，

皆此类也。

《本草集要》

时珍曰：宏治中，礼部郎中慈溪王纶，取本草常用药品，及洁古、东垣、丹溪所论序例，略节为八卷，别无增益，斤斤泥古者也。纶，字汝言，号节斋，举进士，仕至都御史。

《食物本草》

时珍曰：正德时，九江知府江陵汪颖撰。东阳卢和，字廉夫，尝取本草之系于食品者编次此书。颖得其稿，厘为二卷，分为水、谷、菜、果、禽、兽、鱼、味八类云。

《食鉴本草》

时珍曰：嘉靖时，京口宁原所编。取可食之物，略载数语，无所发明。

《本草会编》

时珍曰：嘉靖中，祁门医士汪机所编。机，字省之，惩王氏《本草集要》不收草木形状，乃削去本草上、

中、下三品，以类相从，菜谷通为草部，果品通为木部，并诸家序例共二十卷。其书撮约似乎简便，而混同反难检阅。冠之以荠，识陋可知；掩去诸家，更觉零碎。臆度疑似，殊无实见，仅有数条自得可取尔。

《本草蒙筌》

时珍曰：书凡十二卷，祁门医士陈嘉谟撰。谟，字廷采。嘉靖末，依王氏《集要》部次集成，每品具气味、产采、治疗、方法，创成对语，以便记诵。间附己意于后，颇有发明。便于初学，名曰《蒙筌》，诚称其实。

《本草纲目》

明楚府奉祠、敕封文林郎、蓬溪知县，蕲州李时珍东璧撰。搜罗百氏，访采四方。始于嘉靖壬子，终于万历戊寅，稿凡三易。分为五十二卷，列为一十六部，部各分类，类凡六十。标名为纲，列事为目。增药三百七十四种，方八千一百六十。

引据古今医家书目

时珍曰：自陶弘景以下，唐、宋诸本草引用医书，凡八十四家，而唐慎微居多。时珍今所引，除旧本外，凡二百七十七家。

黄帝《素问》（王冰注）
唐玄宗《开元广济方》
《天宝单方图》
唐德宗《贞元广利方》
《太仓公方》
宋太宗《太平圣惠方》
《扁鹊方》（三卷）
张仲景《金匮玉函方》
《华佗方》（十卷）
张仲景《伤寒论》（成无己注）
《支太医方》
张文仲《随身备急方》
《徐文伯方》
初虞世《古今录验方》
《秦承祖方》
王焘《外台秘要方》
华佗《中藏经》
姚和众《延龄至宝方》
《范汪东阳方》
孙真人《千金备急方》
《孙真人食忌》
孙真人《千金翼方》
《孙真人枕中记》
《席延赏方》
孙真人《千金髓方》

《叶天师枕中记》

《箧中秘宝方》

许孝宗《箧中方》

钱氏《箧中方》

刘禹锡《传信方》

王绍颜《续传信方》

《延年秘录》

柳州《救三死方》

李绛《兵部手集方》

《御药院方》

崔行功《纂要方》

《刘涓子鬼遗方》

《乘闲集效方》

陈延之《小品方》

葛洪《肘后百一方》

《服气精义方》

谢士泰《删繁方》

胡洽居士《百病方》

《孙兆口诀》

《梅师集验方》

崔元亮《海上集验方》

《深师脚气论》（即梅师）

姚僧坦《集验方》

孙氏《集验方》

孟诜《必效方》

平尧卿《伤寒类要》

《斗门方》

韦宙《独行方》

王珉《伤寒身验方》

《胜金方》

文潞公《药准》

周应《简要济众方》

《塞上方》

王衮《博济方》

沈存中《灵苑方》

《救急方》

《张路大效方》

崔知悌《劳瘵方》

《近效方》

陈抃《经验方》

陈氏《经验后方》

《苏沈良方》（东坡、存中）

《十全博救方》

昝殷《食医心镜》

《必用方》

张杰《子母秘录》

杨氏《产乳集验方》

昝殷《产宝》

《谭氏小儿方》

《小儿宫气方》

《万全方》

《太清草木方》

李翱《何首乌传》

《普救方》

《神仙服食方》

嵩阳子《威灵仙传》

《寒食散方》

贾相公《牛经》

贾诚《马经》

已上八十四家，系旧本所引。

《灵枢经》

王冰《玄密》

张杲《医说》

《黄帝书》

《褚氏遗书》

李濂《医史》

秦越人《难经》

《圣济总录》

刘氏《病机赋》

皇甫谧《甲乙经》

宋徽宗《圣济经》

刘克用《药性赋》

王叔和《脉经》

张仲景《金匮要略》

彭祖《服食经》

巢元方《病原论》

《神农食忌》

《神仙服食经》

宋侠《经心录》

《魏武帝食制》

李氏《食经》

王执中《资生经》

娄居中《食治通说》

《饮膳正要》

刘河间《原病式》

《太清灵宝方》

《玄明粉方》

刘河间《宣明方》

戴起宗《脉诀刊误》

吴猛《服椒诀》

许洪《本草指南》

黄氏《本草权度》

陆氏《证治本草》

土宿真君《造化指南》

《医余录》

月池《人参传》（李言闻）

胡演升《炼丹药秘诀》

《名医录》

月池《艾叶传》

张子和《儒门事亲》

张洁古《医学启源》

《菖蒲传》

《医鉴》（龚信）

《活法机要》

杨天惠《附子传》

《洁古家珍》

李东垣《医学发明》

东垣《辨惑论》

东垣《脾胃论》

东垣《兰室秘藏》

《东垣试效方》

王海藏《医家大法》

海藏《医垒元戎》

海藏《此事难知》

海藏《阴证发明》

萝天益《卫生宝鉴》

丹溪《格致余论》

丹溪《局方发挥》

卢和《丹溪纂要》

《丹溪医案》

杨珣《丹溪心法》

方广《丹溪心法附余》

《丹溪活套》

程充《丹溪心法》

滑伯仁《撄宁心要》

《惠民和剂局方》

陈言《三因方》

孙真人《千金月令方》

严用和《济生方》

王氏《易简方》（王硕）

杨子建《万全护命方》

继洪《澹寮方》

《是斋指迷方》（王玠）

杨士瀛《仁斋直指方》

余居士《选奇方》

黎居士《易简方》

《杨氏家藏方》（杨俊）

《济生拔萃方》（杜思敬）

胡濙《卫生易简方》

朱端章《卫生家宝方》

许学士《本事方》（许叔微）

《鸡峰备急方》（张锐）

孙用和《传家秘宝方》

王隐君《养生主论》

《真西山卫生歌》

赵士衍《九籥卫生方》

王方庆《岭南方》

《岭南卫生方》

初虞世《养生必用方》

周宪王《普济方》（一百七十卷）

虞抟《医学正传》

李仲南《永类钤方》

周宪王《袖珍方》

傅滋《医学集成》

萨谦斋《瑞竹堂经验方》

王履《溯洄集》

叶氏《医学统旨》

万表《积善堂经验方》

戴原礼《证治要诀》

《医学纲目》

《孙氏仁存堂经验方》

戴原礼《金匮钩玄》

《医学指南》

《杨氏颐真堂经验方》

刘纯《玉机微义》

《医学切问》

《陆氏积德堂经验方》

刘纯《医经小学》

王玺《医林集要》

《德生堂经验方》

臞仙《乾坤秘韫》

饶氏《医林正宗》

《法生堂经验方》

臞仙《乾坤生意》

周良采《医方选要》

刘松石《保寿堂经验方》

窥玄子《法天生意》

杨拱《医方摘要》

陈日华《经验方》

梁氏《总要》

《医方大成》

王仲勉《经验方》

吴球《活人心统》

方贤《奇效良方》

刘长春《经验方》

吴球《诸症辨疑》

阎孝忠《集效方》

《禹讲师经验方》

赵氏《儒医集要》

孙天仁《集效方》

戴古渝《经验方》

《濒湖医案》

《试效录验方》

龚氏《经验方》

《濒湖集简方》

《经验济世方》

《蔺氏经验方》

杨起《简便方》

孙一松《试效方》

阮氏《经验方》

《坦仙皆效方》

董炳《集验方》

赵氏《经验方》

危氏《得效方》（危亦林）

朱端章《集验方》

杨氏《经验方》

《居家必用方》

《经验良方》

唐瑶《经验方》

邓笔峰《卫生杂兴》

《救急易方》

《张氏经验方》

王英《杏林摘要》

《急救良方》

《龚氏经验方》

白飞霞《韩氏医通》

白飞霞《方外奇方》

《徐氏家传方》

《张三丰仙传方》

温隐居《海上方》

《郑氏家传方》

《王氏奇方》

《海上仙方》

谈野翁《试验方》

丘琼山《群书日抄》

《海上名方》

《包会应验方》

何子元《群书续抄》

《十便良方》

《孟氏诜诜方》

张氏《瀼江切要》

李楼《怪证奇方》

《生生编》

邵真人《青囊杂纂》

夏子益《奇疾方》

《摘玄方》

赵宜真《济急仙方》

《纂要奇方》

《端效方》

王永辅《惠济方》

《奚囊备急方》

史堪《指南方》

王璆《百一选方》

瞿仙《寿域神方》

陈直《奉亲养老书》

《世医通变要法》

吴旻《扶寿精方》

李廷飞《三元延寿书》

何大英《发明证治》

王良《医方捷径》

《保庆集》

《保生余录》

《神医普救方》

杨炎《南行方》

彭用光《体仁汇编》

《传信适用方》

王氏《究源方》

王节斋《明医杂著》

《摄生妙用方》

艾元英《如宜方》

《济生秘览》

《王氏手集》

《萧静观方》

《锦囊秘览》

《唐仲举方》

《杨尧辅方》

《金匮名方》

《严月轩方》

《郑师甫方》

《芝隐方》

《通妙真人方》

《三十六黄方》

葛可久《十药神书》

苏遒《玄感传尸论》

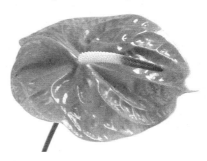

《上清紫庭追劳方》

朱肱《南阳活人书》

韩祗和《伤寒书》

庞安时《伤寒总病论》

吴绶《伤寒蕴要》

赵嗣真《伤寒论》

成无己《伤寒明理论》

刘河间《伤寒直格》

陶华《伤寒六书》

李知先《活人书括》

陈自明《妇人良方》

郭稽中《妇人方》

熊氏《妇人良方补遗》

胡氏《济阴方》

《妇人明理论》

《妇人千金家藏方》

《便产须知》

《二难宝鉴》

《妇人经验方》

钱乙《小儿直诀》

刘昉《幼幼新书》

《幼科类萃》

陈文中《小儿方》

曾世荣《活幼心书》

徐用宣《袖珍小儿方》

张焕《小儿方》

寇衡《全幼心鉴》

演山《活幼口议》

《阮氏小儿方》

鲁伯嗣《婴童百问》

《活幼全书》

《郑氏小儿方》

汤衡《婴孩宝鉴》

《卫生总微论》（即《保幼大全》）

《鲍氏小儿方》

汤衡《婴孩妙诀》

姚和众《童子秘诀》

《全婴方》

王日新《小儿方》

《小儿宫气集》

魏直《博爱心鉴》

高武《痘疹管见》　（又名《正宗》）

李言闻《痘疹证治》

《痘疹要诀》

李实《痘疹渊源》

闻人规《痘疹》（八十一论）

张清川《痘疹便览》

陈自明《外科精要》

薛己《外科心法》

《外科通玄论》

齐德之《外科精义》

薛己《外科发挥》

薛己《外科经验方》

杨清叟《外科秘传》

李迅《痈疽方论》

周良采《外科集验方》

《眼科龙木论》

《飞鸿集》

倪维德《原机启微集》

《明目经验方》

《宣明眼科》

《眼科针钩方》

《咽喉口齿方》

已上二百七十七家，时珍所引者。

引据古今经史百家书目

时珍曰：自陶弘景，唐、宋已下所引用者，凡一百五十一家。时珍所引用者，除旧本外，凡四百四十家。

《易经注疏》（王弼）

《诗经注疏》（孔颖达、毛苌）

《尔雅注疏》　（李巡、邢昺、郭璞）

《尚书注疏》（孔安国）

《春秋左传注疏》（杜预）

《孔子家语》

《礼记注疏》（郑玄）

《周礼注疏》

张湛注《列子》

郭象注《庄子》

杨倞注《荀子》

《淮南子鸿烈解》

《吕氏春秋》

葛洪《抱朴子》

《战国策》

司马迁《史记》

班固《汉书》

范晔《后汉书》

陈寿《三国志》

王隐《晋书》

沈约《宋书》

萧显明《梁史》

李延寿《北史》

魏征《隋书》

欧阳修《唐书》

王瓘《轩辕本纪》

《穆天子传》

《秦穆公传》

《蜀王本纪》

《鲁定公传》

《汉武故事》

《汉武内传》

《壶居士传》

《崔魏公传》

《李宝臣传》

《何君谟传》

《李孝伯传》

《李司封传》

《柳宗元传》

《梁四公子记》

《唐武后别传》

《南岳魏夫人传》

《三茅真君传》

葛洪《神仙传》

干宝《搜神记》

《紫灵元君传》

刘向《列仙传》

徐铉《稽神录》

《玄中记》

《洞微志》

郭宪《洞冥记》

乐史《广异记》

刘敬叔《异苑》

王子年《拾遗记》

《太平广记》

吴均《续齐谐记》

段成式《酉阳杂俎》

《异术》

王建平《典术》

杜佑《通典》

《异类》

何承天《纂文》

张华《博物志》

《魏略》

东方朔《神异经》

盛宏之《荆州记》

郭璞注《山海经》

何晏《九州记》

宗懔《荆楚岁时记》

《华山记》

顾微《广州记》

徐表《南州记》

《嵩山记》

裴渊《广州记》

万震《南州异物志》

《南蛮记》

杨孚《异物志》

房千里《南方异物志》

《太原地志》

刘恂《岭表录》

孟琯《岭南异物志》

《永嘉记》

朱应《扶南记》

张氏《燕吴行纪》

《南城志》

《五溪记》

王氏《番禺记》

《白泽图》

轩辕述《宝藏论》

青霞子《丹台录》

《斗门经》

独孤滔《丹房镜源》

《东华真人煮石法》

《房室图》

《太清草木记》

《神仙芝草经》

《异鱼图》

《太清石璧记》

《灵芝瑞草经》

狐刚子《炼粉图》

《魏王花木志》

《夏禹神仙经》

《四时纂要》

贾思勰（音叶）《齐民要术》

《三洞要录》

郭义恭《广志》

氾胜之《种植书》

《八帝圣化经》

崔豹《古今注》

丁谓《天香传》

《八帝玄变经》

陆机《诗义疏》

陆羽《茶经》

《神仙感应篇》

李畋《该闻录》

张鷟《朝野佥载》

《神仙秘旨》

杨亿《谈苑》

《开元天宝遗事》

《修真秘旨》

《宣政录》

郑氏《明皇杂录》

颖阳子《修真秘诀》

《五行书》

孙光宪《北梦琐言》

《左慈秘诀》

《广五行记》

欧阳公《归田录》

陶隐居《登真隐诀》

《遁甲书》

沈括《梦溪笔谈》

《耳珠先生诀》

《龙鱼河图》

景焕《野人闲话》

《韩终采药诗》

王充《论衡》

黄休复《茆亭客话》

《金光明经》

《颜氏家训》

《范子计然》

《宋齐丘化书》

《楚辞》

李善注《文选》

《张协赋》

《本事诗》

《江淹集》

《宋王微赞》

《庾肩吾集》

《陈子昂集》

《陆龟蒙诗》

梁简文帝《劝医文》

已上一百五十一家，旧本所引者。

许慎《说文解字》

吕忱《字林》

周弼《六书正讹》

周弼《说文字原》

王安石《字说》

赵古则《六书本义》

顾野王《玉篇》

孙愐《唐韵》

魏子才《六书精蕴》

仓颉《解诂》

丁度《集韵》

黄公武《古今韵会》

洪武《正韵》

阴氏《韵府群玉》

包氏《续韵府群玉》

《急就章》

张揖《广雅》

孙炎《尔雅正义》

孔鲋《小尔雅》

曹宪《博雅》

萝愿《尔雅翼》

扬雄《方言》

陆佃《埤雅》

《埤雅广义》

刘熙《释名》

司马光《名苑》

陆机《鸟兽草木虫鱼疏》

师旷《禽经》

袁达《禽虫述》

淮南八公《相鹤经》

黄省曾《兽经》

王元之《蜂记》

朱仲相《贝经》

《龟经》

张世南《质龟论》

钟毓《果然赋》

《马经》

傅肱《蟹谱》

李石《续博物志》

韩彦直《橘谱》

毛文锡《茶谱》

唐蒙《博物志》

蔡襄《荔枝谱》

蔡宗颜《茶对》

张华《感应类从志》

欧阳修《牡丹谱》

刘贡父《芍药谱》

赞宁《物类相感志》

范成大《梅谱》

范成大《菊谱》

杨泉《物理论》

刘蒙泉《菊谱》

史正志《菊谱》

王佐《格古论》

陈翥《桐谱》

沈立《海棠谱》

《天玄主物簿》

陈仁玉《菌谱》

王西楼《野菜谱》

穆修靖《灵芝记》

戴凯之《竹谱》

叶廷珪《香谱》

李德裕《平泉草木记》

僧赞宁《竹谱》

洪驹父《香谱》

周叙《洛阳花木记》

苏易简《纸谱》

苏氏《笔谱》

《洛阳名园记》

苏氏《砚谱》

苏氏《墨谱》

张杲《丹砂秘诀》

杜季阳《云林石谱》

《九鼎神丹秘诀》

张杲《玉洞要诀》

李德裕《黄冶论》

《升玄子伏汞图》

桓宽《盐铁论》

《大明一统志》

韦述《两京记》

《宝货辨疑》

《太平寰宇记》

祝穆《方舆要览》

嵇含《南方草木状》

《逸周书》

郦道元注《水经》

沈莹《临海水土记》

《汲冢竹书》

陆裡《续水经》

《临海异物志》

《左氏国语》

《三辅黄图》

陈祈畅《异物志》

谢承《续汉书》

《三辅故事》

曹叔雅《异物志》

《法盛晋中兴书》

张勃《吴录》

薛氏《荆扬异物志》

《后魏书》

《环氏吴纪》

万震《凉州异物志》

《南齐书》

《东观秘记》

刘欣期《交州记》

《唐会要》

刘义庆《世说》

范成大《桂海虞衡志》

《五代史》

《世本》

东方朔《林邑记》

《南唐书》

《类编》

东方朔《十洲记》

《宋史》

《逸史》

任豫《益州记》

《辽史》

《野史》

宋祁《剑南方物赞》

《元史》

费信《星槎胜览》

周达观《真腊记》

《吾学编》

顾玠《海槎录》

刘郁《出使西域记》

《大明会典》

朱辅山《溪蛮丛话》

袁滋《云南记》

《太平御览》

陈彭年《江南别录》

《永昌志》

《册府元龟》

《江南异闻录》

《蜀地志》

《集事渊海》

李肇《国史补》

《华阳国志》

马端临《文献通考》

《楚国先贤传》

《茅山记》

《白孔六帖》

葛洪《西京杂记》

《太和山志》

《古今事类合璧》

周密《齐东野语》

《西凉记》

祝穆《事文类聚》

周密《癸辛杂志》

《荆南记》

欧阳询《艺文类聚》

周密《浩然斋日钞》

《永州记》

郑樵《通志》

周密《志雅堂杂钞》

《南裔记》

陶九成《说郛》

萝大经《鹤林玉露》

竺法真《萝浮山疏》

虞世南《北堂书钞》

陶九成《辍耕录》

田汝成《西湖志》

贾似道《悦生随钞》

叶盛《水东日记》

《南郡记》

徐坚《初学记》

徐氏《总龟对类》

《伏深齐地记》

《文苑英华》

邵桂子《瓮天语》

《郡国志》

《锦绣万花谷》

毛直方《诗学大成》

《邺中记》

洪迈《夷坚志》

《苏子仇池笔记》

《廉州记》

《淮南万毕术》

鲜于枢《钩玄》

辛氏《三秦记》

高氏《事物纪原》

《松窗杂记》

《金门记》

伏侯《中华古今注》

杜宝《大业拾遗录》

《周处风土记》

应邵《风俗通》

苏鹗《杜阳编》

《嵩高记》

班固《白虎通》

方勺《泊宅编》

《襄沔记》

服虔《通俗文》

方镇《编年录》

邓显明《南康记》

颜师古《刊谬正俗》

杨慎《丹铅录》

《方国志》

杜台卿《玉烛宝典》

刘绩《霏雪录》

荀伯子《临川记》

《河图玉版》

叶梦得《水云录》

洪迈《松漠纪闻》

《河图括地象》

孙柔之《瑞应图记》

《河湖纪闻》

《春秋题辞》

许善《心符瑞记》

王安贫《武陵记》

《春秋运斗枢》

《夏小正》

赵蔡《行营杂记》

《春秋元命包》

崔实《四时月令》

张匡业《行程记》

《春秋考异邮》

《月令通纂》

金幼孜《北征录》

《礼斗威仪》

王桢《农书》

张师正《倦游录》

《孝经援神契》

王旻《山居录》

段公路《北户录》

《周易通卦验》

《山居四要》

《胡峤陷卢记》

《京房易占》

《居家必用》

《隋炀帝开河记》

刘向《洪范五行传》

《便民图纂》

《玉策记》

《遁甲开山图》

刘伯温《多能鄙事》

《述征记》

南宫从《岣嵝神书》

臞仙《神隐书》

任昉《述异记》

《皇极经世书》

《务本新书》

祖冲之《述异记》

《性理大全》

俞宗本《种树书》

薛用弱《集异记》

《五经大全》

《起居杂记》

陈翱卓《异记》

《通鉴纲目》

《洞天保生录》

《神异记》

《程氏遗书》

林洪《山家清供》

《李元独异志》

《朱子大全》

《闺阁事宜》

《录异记》

《老子》

陈元靓《事林广记》

《戴祚甄异传》

《鹖冠子》

《事海文山》

《异闻记》

《管子》

《万宝事山》

祖台之《志怪》

《墨子》

《奚囊杂纂》

陶氏《续搜神记》

《晏子春秋》

《三洞珠囊》

杨氏《洛阳伽蓝记》

《董子》

《陶隐居杂录》

《太上玄科》

《贾谊新书》

《西樵野记》

《太清外术》

《韩诗外传》

《琅琊漫钞》

鲁至刚《俊灵机要》

刘向《说苑》

姚福《庚巳编》

《地镜图》

杜恕《笃论》

王清明《挥尘余话》

《五雷经》

《卢谌祭法》

景焕《牧竖闲谈》

《雷书》

王睿《炙毂子》

陈霆《两山墨谈》

《乾象占》

叶世杰《草木子》

《韦航细谈》

《列星图》

《梁元帝金楼子》

《孙升谈圃》

《演禽书》

《蔡邕独断》

庞元英《谈薮》

《吐纳经》

王浚川《雅述》

《爱竹谈薮》

谢道人《天空经》

章俊卿《山堂考索》

彭乘《墨客挥犀》

魏伯阳《参同契》

洪迈《容斋随笔》

蔡绦铁《围山丛话》

萧了真《金丹大成》

《百川学海》

侯延赏《退斋闲览》

《许真君书》

《翰墨全书》

《遁斋闲览》

陶弘景《真诰》

《文系》

顾文荐《负暄录》

《朱真人灵验篇》

朱子《离骚辨证》

陆文量《菽园杂记》

《太上玄变经》

何孟春《余冬录》

王性之《挥尘录》

李筌《太白经注》

黄震《慈溪日钞》

赵与时《宾退录》

《八草灵变篇》

《类说》

叶石林《避暑录》

《鹤顶新书》

吴淑《事类赋》

刘禹锡《嘉话录》

《造化指南》

左思《三都赋》

姚亮《西溪丛话》

《修真指南》

葛洪《遐观赋》

俞琰《席上腐谈》

《周颠仙碑》

鲁褒《钱神论》

胡仔《渔隐丛话》

《刘根别传》

棋母《钱神论》

熊太古《冀越集》

《法华经》

嵇康《养生论》

王济《日询手记》

《涅槃经》

王之纲《通微集》

李氏《仕学类钞》

《圆觉经》

储咏《祛疑说》

周必大《阴德录》

《楞严经》

《文字指归》

《翰苑丛记》

《变化论》

《造化权舆》

《解颐新语》

《自然论》

《潘埙楮记室》

赵潜《养疴漫笔》

刘义庆《幽明录》

仇远《稗史》

《江邻几杂志》

《百感录》

《魏武帝集》

张耒《明道杂志》

《海录碎事》

《魏文帝集》

《唐小说》

《琐碎录》

《曹子建集》

《林氏小说》

《治闻说》

《韩文公集》

晁以道《客话》

《龙江录》

《柳子厚文集》

《刘跂暇日记》

《灵仙录》

《欧阳公文集》

康誉之《昨梦录》

《白獭髓》

《三苏文集》

邢坦斋《笔衡》

《异说》

《宛委录》

《苏黄手简》

张世南《游宦纪闻》

高氏《蓼花洲闲录》

《山谷刀笔》

何远《春渚纪闻》

毕氏《幕府燕闲录》

《李太白集》

《东坡诗集》

吴澄《草庐集》

《杜子美集》

《黄山谷集》

吴莱《渊颖集》

《王维诗集》

《宋徽宗诗》

杨维桢《铁崖集》

《岑参诗集》

《王元之集》

宋景濂《潜溪集》

《钱起诗集》

《梅尧臣诗集》

方孝孺《逊志斋集》

白乐天《长庆集》

王荆公《临川集》

吴玉《昆山小稿》

元稹《长庆集》

《邵尧夫集》

《陈白沙集》

《刘禹锡集》

《周必大集》

《何仲默集》

《张籍诗集》

杨万里《诚斋集》

《张东海集》

《李绅文集》

范成大《石湖集》

《杨升庵集》

《李义山集》

《陆放翁集》

《唐荆川集》

《左贵嫔集》

《陈止斋集》

《焦希程集》

《王梅溪集》

《张宛丘集》

《方虚谷集》

葛氏《韵语阳秋》

《蔡氏诗话》

《古今诗话》

《锦囊诗对》

已上四百四十家，时珍所引者。

陶隐居《名医别录》
合药分剂法则

古秤惟有铢两而无分名。今则以十黍为一铢，六铢为一分，四分成一两，十六两为一斤。虽有子谷秬黍之制，从来均之已久，依此用之。

苏恭曰：古秤皆复，今南秤是也。后汉以来，分一斤为二斤，一两为二两。古方惟张仲景，而已涉今秤，若用古秤，则水为殊少矣。

杲曰：六铢为一分，即二钱半也。二十四铢为一两。古云三两，即今之一两，云二两，即今之六钱半也。

时珍曰：蚕初吐丝，曰忽；十忽曰丝；十丝曰厘；四厘曰累（音垒）；十厘曰分；四累曰字，二分半也；十累曰铢，四分也；四字曰钱，十分也；六铢曰一分（去声），二钱半也；四分曰两，二十四铢也；八两曰锱；二锱曰斤；二十四两曰镒，一斤半也；准官秤十二两；三十斤曰钧；四钧曰石，一百二十斤也；方中有曰少许者，些子也。今古异制，古之一两，今用一钱可也。

今方家云等分者，非分两之分，谓诸药斤两多少皆同尔。多是丸散用之。

凡散云刀圭者，十分方寸匕之一，准如梧桐子大也。方寸匕者，作匕正方一寸，抄散取不落为度。五匕者，即今五铢钱边五字者抄之，不落为度。一撮者，四刀圭也（匕即匙也）。

药以升合分者，谓药有虚实轻重，不得用斤两，则以升平之。十撮为一勺，十勺为一合，十合为一升。升方作上径一寸，下径六分，深八分。内散药，勿按抑之，正尔微动令平尔。

时珍曰：古之一升，即今之二合半也。量之所起为圭，四圭为撮，十撮为勺，十勺为合，十合为升，十升为斗，五斗曰斛，二斛曰石。

凡汤酒膏药云㕮咀者，谓秤毕捣之如大豆，又吹去细末；药有易碎难碎，多末少末，今皆细切如㕮咀也。

恭曰：㕮咀，商量斟酌之也。

宗奭曰：㕮咀，有含味之意，如人以口齿咀啮，虽破而不尘。古方多言㕮咀，此义也。

杲曰：㕮咀，古制也。古无铁刃，以口咬细，令如麻豆，煎之。今人以刀锉细尔。

凡丸药云如细麻者，即胡麻也，不必扁扁，略相称尔。黍、粟亦然。云如大麻子者，准三细麻也。如胡豆者，即今青斑豆也，以二大麻准之。如小豆者，今赤小豆也，以三大麻准之。如大豆者，以二小豆准之。如梧子者，以二大豆准之。如弹丸及鸡子黄者，以四十梧子准之。

宗奭曰：今人用古方多不效者，何也？不知古人之意尔。如仲景治胸痹，心中痞坚，逆气抢心，用治中汤。人参、术、干姜、甘草四物，共一十二两，水八升，煮取三升，每服一升，日三服，以知为度；或作丸，须鸡子黄大，皆奇效。今人以一丸如杨梅许，服之，病即不去，乃曰药不神。非药之罪，用药者之罪也。

凡方云巴豆若干枚者，粒有大小，当去心皮秤之，以一分准十六枚。附子、乌头若干枚者，去皮毕，以半两准一枚。枳实若干枚者，去瓤毕，以一分准二枚。橘皮一分，准三枚。枣大小三枚，准一两。干姜一累者，以一两为正。

凡方云半夏一升者，洗毕秤五两为正。蜀椒一升，三两为正。吴茱萸一升，五两为正。菟丝子一升，九两为正。庵䕡子一升，四两为正。蛇床子一升，三两半为正。地肤子一升，四两为正。其子各有虚实轻重、不可秤准者，取平升为正。

凡方云用桂一尺者，削去皮，重半两为正。甘草一尺者，二两为正。云某草一束者，三两为正。云一把者，二两为正。

凡方云蜜一斤者，有七合。猪膏一斤者，有一升二合也。

凡丸散药，亦先切细、暴燥乃捣之。有各捣者，有合捣者，并随方。其润湿药，如天门冬、地黄辈，皆先增分两切暴，独捣碎更暴。若逢阴雨，微火烘之，既燥，停冷捣之。

时珍曰：凡诸草木药及滋补药，并忌铁器，金性克木之生发之气，肝肾受伤也。惟宜铜刀、竹刀修治乃佳。亦有忌铜器者，并宜如法。丸散须用青石碾、石磨、石臼，其砂石者不良。

凡筛丸散，用重密绢，各筛毕，更合于臼中，捣数百遍，色理和同，乃佳也。巴豆、杏仁、胡麻诸膏腻药，皆先熬黄，捣令如膏，指搋（莫结切）视泯泯。乃稍稍入散中，合研捣散，以轻疏绢筛度之，再合捣匀。

凡煮汤，欲微火令小沸。其水依方，大略二十两药，用水一斗，煮取四升，以此为准。然利汤欲生，少水而多取汁；补汤欲熟，多水而少取汁。不得令水多少。用新布两人以尺木绞之，澄去垽浊，纸覆令密。温汤勿用铁器。服汤宁小沸，热则易下，冷则呕涌。

之才曰：汤中用酒，须临熟乃下之。

时珍曰：陶氏所说，乃古法也。今之小小汤剂，每一两用水二瓯为准，多则加，少则减之。如剂多水少，则药味不出；剂少水多，又煎耗药力也。凡煎药并忌铜铁器，宜用银器瓦罐，洗净封固，令小心者看守，须识火候，不可太过不及。火用木炭、芦苇为佳。其水须新汲味甘者，流水、井水、沸汤等，各依方，详见水部。若发汗药，必用紧火，热服。攻下药，亦用紧火煎熟，下消黄再煎，温服。补中药，宜慢火，温服。阴寒急病，亦宜紧火急煎服之。又有阴寒烦躁及暑月伏阴在内者，宜水中沉冷服。

凡渍药酒，皆须细切，生绢袋盛，入酒密封，随寒暑日数漉出。滓可暴燥，微捣更渍，亦可为散服。

时珍曰：别有酿酒者，或以药煮汁和饭，或以药袋安置酒中，或煮物和饭同酿，皆随方法，又有煮酒者，以生绢袋药入坛密封，置大锅中，水煮一日，埋土中七日，出火毒乃饮。

凡建中、肾沥诸补汤，滓合两剂，加水煮竭饮之，亦敌一剂，皆先暴燥。

陈藏器曰：凡汤中用麝香、牛黄、

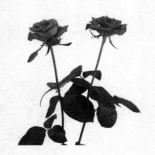

犀角、羚羊角、蒲黄、丹砂、芒消、阿胶辈，须细末如粉，临时纳汤中，搅和服之。

凡合膏，初以苦酒渍令淹浃，不用多汁，密覆勿泄。云晬时者，周时也。从今旦至明旦。亦有止一宿者。煮膏当三上三下，以泄其热势，令药味得出。上之使匝匝沸，乃下之使沸静，良久乃止。中有薤白者，以两头微焦黄为候。有白芷、附子者，以小黄色为度。以新布绞去滓，滓亦可酒煮饮之。摩膏滓可傅病上。膏中有雄黄、朱砂、麝香辈，皆别捣如面，绞膏毕乃投中，疾搅勿使沉聚在下。有水银、胡粉者，于凝膏中研令消散。

时珍曰：凡熬贴痈疽、风湿诸病膏者，先以药浸油中三日乃煎之，煎至药枯，以绢滤净，煎热下黄丹或胡粉或密陀僧，三上三下，煎至滴水成珠不散，倾入器中，以水浸三日，去火毒用。若用松脂者，煎至成丝，倾入水中，拔扯数百遍乃止。俱宜谨守火候，勿令太过、不及也。其有朱砂、雄黄、龙脑、麝香、血竭、乳香、没药等料者，并待膏成时投之。黄丹、胡粉、蜜陀僧并须水飞瓦炒过。松脂须炼数遍乃良。

凡丸中用蜡，皆烊投少蜜中搅调

以和药。

杲曰：丸药用蜡，取其固护药之气味势力，以过关膈而作效也。若投以蜜，下咽亦易散化，如何得到脏中。若有毒药，反又害之，非用蜡之本意也。

凡用蜜，皆先大煎，掠去其沫，令色微黄，则丸药经久不坏。

雷敩曰：凡炼蜜，每一斤止得十二两半是数，火少火过，并不得用也。修合丸药，用蜜只用蜜，用饧只用饧，用糖只用糖，勿交杂用，必泻人也。

四时用药例

李时珍曰：《经》云：必先岁气，毋伐天和。又曰：升降浮沉则顺之，寒热温凉则逆之。故春月宜加辛温之药，薄荷、荆芥之类，以顺春升之气；夏月宜加辛热之药，香薷、生姜之类，以顺夏浮之气；长夏宜加甘苦辛温之药，人参、白术、苍术、黄檗之类，以顺化成之气；秋月宜加酸温之药，芍药、乌梅之类，以顺秋降之气；冬月宜加苦寒之药，黄芩、知母之类，以顺冬沉之气，所谓顺时气而养天和也。《经》又云：春省酸、增甘以养脾气，夏省苦、增辛以养肺气，长夏省甘、增咸以养肾气，秋省辛、增酸以养肝气，冬省咸、增苦以养心气。此则既不伐天和，而又防其太过，所以体天地之大德也。昧者，舍本从标，春用辛凉以伐木，夏用咸寒以抑火，秋用苦温以泄金，冬用辛热以涸水，谓之时药。殊背《素问》逆顺之理，以夏月伏阴，冬月伏阳，推之可知矣。虽然岁有四时，病有四时，或春得秋病，夏得冬病，神而明之，机而行之，变通权宜，又不可泥一也。

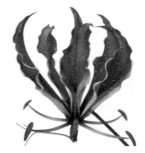

王好古曰：四时总以芍药为脾剂，苍术为胃剂，柴胡为时剂，十一脏皆取决于少阳，为发生之始故也。凡用纯寒、纯热之药，及寒热相杂，并宜用甘草以调和之，惟中满者禁用甘尔。

十 剂

徐之才曰：药有宣、通、补、泄、轻、重、涩、滑、燥、湿十种，是药之大体，而《本经》不言，后人未述。凡用药者，审而详之，则靡所遗失矣。

宣 剂

之才曰：宣可去壅，生姜、橘皮之属是也。

杲曰：外感六淫之邪，欲传入里，三阴实而不受，逆于胸中，天分气分窒塞不通，而或哕、或呕，所谓壅也。三阴者，脾也。故必破气药，如姜、橘、藿香、半夏之类，泻其壅塞。

从正曰：俚人以宣为泻，又以宣为通，不知十剂之中已有泻与通矣。仲景曰：春病在头，大法宜吐，是宣剂即涌剂也。《经》曰：高者因而越之，木郁则达之。宣者，升而上也，以君召臣曰宣，是矣。凡风痫中风，胸中诸实，痰饮寒结，胸中热郁，上而不下，久则嗽喘满胀、水肿之病生焉，非宣剂莫能愈也。吐中有汗，如引涎、追泪、嚏鼻，凡上行者，皆吐法也。

完素曰：郁而不散为壅，必宣以散之，如痞满不通之类是矣。攻其里，则宣者上也，泄者下也。涌剂则瓜蒂、栀子之属是矣。发汗解表亦同。

好古曰：《经》有五郁：木郁达之，火郁发之，土郁夺之，金郁泄之，水郁折之，皆宣也。

敩曰：宣，扬制曰宣朗，君召臣曰宣唤，臣奉君命宣布上意，皆宣之意也。

时珍曰：壅者，塞也；宣者，布也，散也。郁塞之病，不升不降，传化失常，或郁久生病，或病久生郁。必药以宣布敷散之，如承流宣化之意，不独涌越为宣也。是以气郁有余，则香附、抚芎之属以开之；不足，则补中益气以运之。火郁微，则山栀、青黛以散之；甚，则升阳解肌以发之。湿郁，则苍术、白芷之属以燥之；甚，则风药以胜之。痰郁微，则南星、橘皮之属以化之；甚，则瓜蒂、藜芦之属以涌之。血郁微，则桃仁、红花以行之；甚，则或吐或利以逐之。食郁微，则山查、神曲以消之；甚，则上涌下利以去之。皆宣剂也。

通 剂

之才曰：通可去滞，通草、防己之属是也。

完素曰：留而不行，必通以行之，如水病为痰澼之类。以木通、防己之属攻其内，则留者行也。滑石、茯苓、芫花、甘遂、大戟、牵牛之类是也。

从正曰：通者，流通也。前后不得溲便，宜木通、海金沙、琥珀、大黄之属通之。痹痛郁滞，经隧不利，亦宜通之。

时珍曰：滞，留滞也。湿热之邪留于气分，而为痛痹癃闭者，宜淡味之药，上助肺气下降，通其小便，而泄气中之滞，木通、猪苓之类是也。湿热之邪留于血分，而为痹痛肿注、二便不通者，宜苦寒之药下引，通其前后，而泄血中之滞，防己之类是出也。《经》曰：味薄者通，故淡味之药谓之通剂。

补 剂

之才曰：补可去弱，人参、羊肉之属是也。

杲曰：人参甘温，能补气虚；羊肉甘热，能补血虚。羊肉补形，人参补气。凡气味与二药同者，皆是也。

从正曰：五脏各有补泻，五味各补其脏，有表虚、里虚、上虚、下虚、阴虚、阳虚、气虚、血虚。《经》曰：精不足者，补之以味；形不足者，补之以气。五谷、五菜、五果、五肉，皆补养之物也。

时珍曰：《经》云：不足者补之。又云：虚则补其母。生姜之辛补肝，炒盐之咸补心，甘草之甘补脾，五味子之酸补肺，黄檗之苦补肾。又如茯神之补心气，生地黄之补心血；人参之补脾气，白芍药之补脾血；黄芪之补肺气，阿胶之补肺血；杜仲之补肾气，熟地黄之补肾血；芎䓖之补肝气，当归之补肝血之类，皆补剂。不特人参、羊肉为补也。

泄 剂

之才曰：泄可去闭，葶苈、大黄之属是也。

杲曰：葶苈苦寒，气味俱厚，不减大黄，能泄肺中之闭，又泄大肠。大黄走而不守，能泄血闭肠胃渣秽之物。一泄气闭，利小便；一泄血闭，利大便。凡与二药同者，皆然。

从正曰：实则泻之，诸痛为实，痛随利减。芒消、大黄、牵牛、甘遂、巴豆之属，皆泻剂也。其催生下乳，磨积逐水，破经泄气，凡下行者，皆下法也。

时珍曰：去闭，当作去实。《经》云：实者泻之，实则泻其子，是矣。五脏五味皆有泻，不独葶苈、大黄也。

肝实，泻以芍药之酸；心实，泻以甘草之甘；脾实，泻以黄连之苦；肺实，泻以石膏之辛；肾实，泻以泽泻之咸，是矣。

校按：李东垣以桑白皮辛，而泻肺实。

轻 剂

之才曰：轻可去实，麻黄、葛根之属是也。

从正曰：风寒之邪，始客皮肤，头痛身热，宜解其表，《内经》所谓轻而扬之也。痈疮疥痤，俱宜解表，汗以泄之，毒以熏之，皆轻剂也。凡熏洗蒸灸，熨烙刺砭，导引按摩，皆汗法也。

时珍曰：当作轻可去闭。有表闭、里闭、上闭、下闭。表闭者，风寒伤营，腠理闭密，阳气怫郁，不能外出，而为发热、恶寒、头痛、脊强诸病，宜轻扬之剂发其汗，而表自解也。里闭者，火热郁抑，津液不行，皮肤干闭，而为肌热、烦热、头痛、目肿、昏瞀、疮疡诸病，宜轻扬之剂以解其肌，而火自散也。上闭有二：一则外寒内热，上焦气闭，发为咽喉闭痛之症，宜辛凉之剂以扬散之，则闭自开。

一则饮食寒冷抑遏阳气在下，发为胸膈痞满闭塞之症，宜扬其清而抑其浊，则痞自泰也。下闭亦有二：有阳气陷下，发为里急后重，数至圊而不行之症，但升其阳而大便自顺，所谓下者举之也。有燥热伤肺，金气膹郁，窍闭于上，而膀胱闭于下，为小便不利之症，以升麻之类探而吐之，上窍通而小便自利矣，所谓病在下取之上也。

重 剂

之才曰：重可去怯，慈石、铁粉之属是也。

从正曰：重者，镇缒之谓也。怯则气浮，如丧神守，而惊悸气上，朱砂、水银、沉香、黄丹、寒水石之伦，皆体重也。久病咳嗽，涎潮于上，形羸不可攻者，以此缒之。《经》云：重者，因而减之，贵其渐也。

时珍曰：重剂凡四：有惊则气乱，而魂气飞扬、如丧神守者；有怒则气逆，而肝火激烈、病狂善怒者，并铁粉、雄黄之类以平其肝。有神不守舍，而多惊健忘、迷惑不宁者，宜朱砂、紫石英之类以镇其心。有恐则气下，精志失守而畏，如人将捕者，宜慈石、沉香之类以安其肾。大抵重剂压浮火而坠痰涎，不独治怯也。故诸风掉眩及惊痫痰喘之病，吐逆不止及反胃之病，皆浮火痰涎为害，俱宜重剂以坠之。

滑 剂

之才曰：滑可去着，冬葵子、榆白皮之属是也。

完素曰：涩则气着，必滑剂以利之。滑能养窍，故润利也。

从正曰：大便燥结，宜麻仁、郁李之类；小便淋沥，宜葵子、滑石之类。前后不通，两阴俱闭也，名曰三焦约。约者，束也。宜先以滑剂润养其燥，然后攻之。

时珍曰：着者，有形之邪，留着于经络脏腑之间也，便尿、浊带、痰涎、胞胎、痈肿之类是矣。皆宜滑药以引去其留着之物。此与木通、猪苓通以去滞相类而不同。木通、猪苓，淡泄之物，去湿热无形之邪；葵子、榆皮，甘滑之类，去湿热有形之邪。故彼曰滞，此曰着也。大便涩者，菠菱、牵牛之属；小便涩者，车前、榆皮之属；精窍涩者，黄檗、葵花之属；胞胎涩者，黄葵子、王不留行之属；引痰涎自小便去者，则半夏、茯苓之

属；引疮毒自小便去者，则五叶藤、萱草根之属，皆滑剂也。半夏、南星皆辛而涩滑，能泄湿气、通大便，盖辛能润、能走气、能化液也。或以为燥物，谬矣。湿去则土燥，非二物性燥也。

涩 剂

之才曰：涩可去脱，牡蛎、龙骨之属是也。

完素曰：滑则气脱，如开肠洞泄、便溺遗失之类，必涩剂以收敛之。

从正曰：寝汗不禁，涩以麻黄根、防风；滑泄不已，涩以豆蔻、枯矾、木贼、罂粟壳；喘嗽上奔，涩以乌梅、诃子。凡酸味同乎涩者，收敛之义也。然此种皆宜先攻其本，而后收之可也。

时珍曰：脱者，气脱也，血脱也，精脱也，神脱也。脱则散而不收，故用酸涩温平之药，以敛其耗散。汗出亡阳，精滑不禁，泄痢不止，大便不固，小便自遗，久嗽亡津，皆气脱也。下血不已，崩中暴下，诸大亡血，皆血脱也。牡蛎、龙骨、海螵蛸、五倍子、五味子、乌梅、榴皮、诃黎勒、罂粟壳、莲房、棕灰、赤石脂、麻黄根之类，皆涩药也。气脱兼以气药，

血脱兼以血药及兼气药，气者血之帅也。脱阳者见鬼，脱阴者目盲，此神脱也，非涩药所能收也。

校补：如气脱者，加参、芪；血脱，兼归、地；精脱，兼龟、鹿胶。神脱，去死不远，无药可治。

燥 剂

之才曰：燥可去湿，桑白皮、赤小豆之属是也。

完素曰：湿气淫胜，肿满脾湿，必燥剂以除之，桑皮之属。湿胜于上，以苦吐之，以淡渗之是也。

从正曰：积寒久冷，吐利腥秽，上下所出，水液澄彻清冷，此大寒之病，宜姜、附、胡椒辈以燥之。若病湿气，则白术、陈皮、木香、苍术之属除之，亦燥剂也。而黄连、黄檗、栀子、大黄，其味皆苦，苦属火，皆能燥湿，此《内经》之本旨也，岂独姜、附之俦为燥剂乎？

好古曰：湿有在上、在中、在下，在经、在皮、在里。

时珍曰：湿有外感，有内伤。外感之湿，雨露岚雾，地气水湿，袭于皮肉筋骨经络之间；内伤之湿，生于水饮酒食，及脾弱肾强，固不可一例

言也。故风药可以胜湿，燥药可以除湿，淡药可以渗湿，泄小便可以引湿，利大便可以逐湿，吐痰涎可以祛湿。湿而有热，苦寒之剂燥之；湿而有寒，辛热之剂燥之；不独桑皮、小豆为燥剂也。湿去则燥，故谓之燥。

湿 剂

之才曰：湿可去枯，白石英、紫石英之属是也。

从正曰：湿者，润湿也。虽与滑类，少有不同。《经》云：辛以润之，辛能走气、能化液故也。盐消味虽咸，属真阴之水，诚濡枯之上药也。人有枯涸皱揭之病，非独金化，盖有火以乘之，故非湿剂不能愈。

完素曰：津耗为枯。五脏痿弱，荣卫涸流，必湿剂以润之。

好古曰：有减气而枯，有减血而枯。

时珍曰：湿剂当作润剂。枯者燥也，阳明燥金之化，秋令也，风热怫甚，则血液枯涸而为燥病。上燥则渴，下燥则结，筋燥则强，皮燥则揭，肉燥则裂，骨燥则枯，肺燥则痿，肾燥则消。凡麻仁、阿胶膏润之属，皆润剂也。养血，则当归、地黄之属；生

津，则麦门冬、栝蒌根之属；益精，则苁蓉、枸杞之属。若但以石英为润药则偏矣，古人以服石为滋补故尔（栝蒌，一本作五味子）。

刘完素曰：制方之体，欲成七方、十剂之用者，必本于气味也。寒、热、温、凉，四气生于天；酸、苦、辛、咸、甘、淡，六味成乎地。是以有形为味，无形为气。气为阳，味为阴。阳气出上窍，阴味出下窍。气化则精生，味化则形长。故地产养形，形不足者温之以气；天产养精，精不足者补之以味。辛甘发散为阳，酸苦涌泄为阴；咸味涌泄为阴，淡味渗泄为阳。辛散、酸收、甘缓、苦坚、咸软，各随五脏之病，而制药性之品味。故方有七，剂有十。方不七，不足以尽方之变；剂不十，不足以尽剂之用。方不对症，非方也；剂不蠲疾，非剂也。此乃太古先师，设绳墨而取曲直；叔世方士，乃出规矩以为方圆。夫物各有性，制而用之，变而通之，施于品剂，其功用岂有穷哉，如是，有因其性为用者，有因其所胜而为制者，有气同则相求者，有气相克则相制者，有气有余而补不足者，有气相感则以意使者，有质同而性异者，有名异而实同者。故蛇之性上窜而引药，蝉之

性外脱而退翳，虻饮血而用以治血，鼠善穿而用以治漏，所谓因其性而为用者如此。弩牙速产，以机发而不括也；杵糠下噎，以杵筑下也，所谓因其用而为使者如此。浮萍不沉水，可以胜酒；独活不摇风，可以治风，所谓因其所胜而为制也如此。麻，木谷而治风；豆，水谷而治水，所谓气相同则相求者如此。牛，土畜，乳可以止渴疾；豕，水畜，心可以镇恍惚，所谓因其气相克则相制也如此。熊肉振羸，兔肝明视，所谓其气有余补不足也如此。鲤之治水，鹜之利水，所谓因其气相感则以意使者如此。蜜成于蜂，蜜温而蜂寒；油生于麻，麻温而油寒，兹同质而异性也。蘼芜生于芎劳，蓬蘽生于覆盆，兹名异而实同者也。所以如此之类，不可胜举。故天地赋形，不离阴阳，形色自然，皆有法象。毛羽之类，生于阳而属于阴；鳞甲之类，生于阴而属于阳。空青法木，色青而主肝；丹砂法火，色赤而主心；云母法金，色白而主肺；慈石法水，色黑而主肾；黄石脂法土，色黄而主脾。故触类而长之，莫不有自然之理也。欲为医者，上知天文，下知地理，中知人事，三者俱明，然后可以语人之疾病；不然，则如无目夜

游，无足登涉。动致颠殒，而欲愈疾者，未之有也。

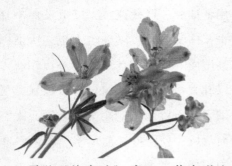

雷敩《炮炙论》序曰：若夫世人使药，岂知自有君臣；既辨君臣，宁分相制。只如枨毛（今盐草也）沾溺，立销斑肿之毒；象胆挥粘，乃知药有情异。鲑鱼插树，立便干枯；用狗胆涂（以犬胆灌之，插鱼处，立如故也），却当荣盛。无名（无名异形似玉，仰面又如石灰味别）止楚，截指而似去甲毛；圣石开盲，明目而如云离日。当归止血破血，头尾效各不同（头止血，尾破血）；蕤子熟生，足睡不眠立据。弊箅淡卤（常使者甑中箅，能淡盐味）；如酒沾交（今蜜枳缴枝，又云交加枝）。铁遇神砂，如泥似粉；石经鹤粪，化作尘飞。枨见橘，花似髓。断弦折剑，遇鸾血而如初（以鸾血炼作胶，粘折处，铁物永不断）；海竭江枯，投游波（燕子是也）而立泛。令铅拒火，须仗修天（今呼为补天石）；如要形坚，岂忘紫背（有紫背天葵，如常食葵菜，只是背紫面青，能坚铅形）。留砒住鼎，全赖宗心（别有宗心草，今呼石竹，不是食者粽心，恐误。其草出歙州，生处多虫兽）；（雌得芹花）（其草名为立起，其形如芍药，花色青，可长三尺已来，叶上黄斑色，味苦涩，堪用，煮雌黄立住火），立便成庚。砒遇赤须（其草名赤须，今呼为虎须草是，用煮砒砂即生火）；木留金鼎。水中生火，非猾髓而莫能（海中有兽名曰猾，以髓人在油中，粘水，水中火生，不可收。用酒喷之，即止。勿于屋下收）；长齿生牙，赖雄鼠之骨末（其齿若年多不生者，取雄鼠脊骨，作末，揩折处，齿立生如故）。发眉堕落，涂半夏而立生（眉发堕落者，以生半夏茎捣之取涎，涂发落处。立生）；目辟眼䁾，有五花而自正（五加皮，其叶有雄雌，三叶为雄，五叶为雌。须使五叶者，作末，酒浸，饮之，其目䁾者正）。脚生肉栈，裩系莨菪根（脚有肉栈者，取莨菪根于裩带上系之，感应永不痛）；囊皱漩多，夜煎竹木（多小便者，夜煎草薢一两服之，永不夜起也）。体寒腹大，全赖鸬鹚（若患腹大如鼓，米饮调鸬鹚末服，立愈如故也）；血泛经过，饮调瓜子（甜瓜子内仁捣作末，去油，饮调服之，立绝）。咳逆数数，酒服熟雄天雄泡过，以酒调一钱服，立定也；遍体疹风，冷调生侧（附子旁生者为侧子，作末冷酒服，立瘥也）。阳虚泻痢，须假草零（捣五倍子作末，以熟水下之，立止也）；久渴心烦，宜投竹沥。除症去块，全仗消硇（消、硇，即硇砂、消石二味，于乳钵中研作粉，同煅了，酒服，神效也）；益食加筋，须煎芦朴（不食者，并饮酒少者，煎逆水芦根并厚朴二味，汤服）。强筋健骨，须是苁鳝（苁蓉并鳝鱼二味，作末，以黄精汁丸。服之。可力倍常也。出《乾宁记》中）；驻色延年，精蒸神锦（黄精自然汁拌细研神锦，于柳木甑中蒸七日了，以木蜜丸服。颜貌可如幼女之容色也）。知疮所在，口点阴胶（阴胶，即是甑中气垢，少许于口中，可知脏腑所起，直至住处知痛，乃可医也）；产后肌浮，甘皮酒服（产后肌浮，酒服甘皮，立愈）。口疮舌坼，立愈黄苏（口疮舌坼，以根黄涂酥炙作末，含之，立差）；脑痛欲亡，鼻投消末（头痛者，以消石作末内鼻中，立止）；心痛欲死，速觅延胡（以延胡索作散，酒服之，立愈）。如斯百种，是药之功。某忝遇明时，谬看医理；虽寻圣法，难可穷微。略陈药饵之功能，岂溺仙人之要术，其制药炮、熬、煮、炙，不能记年月哉？欲审元由，须看海集。某不量短见，直录炮、熬、煮、炙，列药制方，分为上、中、下三卷，有三百件名，具陈于后。

五味宜忌

岐伯曰：木生酸，火生苦，土生甘，金生辛，水生咸。辛散，酸收，甘缓，苦坚，咸软。毒药攻邪，五谷为养，五果为助，五畜为益，五菜为充，气合而服之，以补精益气。此五味各有所利，四时五脏，病随所宜也。又曰：阴之所生，本在五味；阴之五宫，伤在五味。骨正筋柔，气血以流，腠理以密，骨气以清，长有天命。又曰：圣人春夏养阳，秋冬养阴，以从其根，二气常存（春食凉，夏食寒，以养阳；秋食温，冬食热，以养阴）。

五　欲

肝欲酸，心欲苦，脾欲甘，肺欲辛，肾欲咸，此五味合五脏之气也。

五 宜

青色宜酸，肝病宜食麻、犬、李、韭。赤色宜苦，心病宜食麦、羊、杏、薤。黄色宜甘，脾病宜食粳、牛、枣、葵。白色宜辛，肺病宜食黄黍、鸡、桃、葱。黑色宜咸，肾病宜食大豆黄卷、猪、栗、藿。

五 禁

肝病禁辛，宜食甘：粳、牛、枣、葵。心病禁咸，宜食酸：麻、犬、李、韭。脾病禁酸，宜食咸：大豆、豕、栗、藿。肺病禁苦，宜食苦：麦、羊、杏、薤。肾病禁甘，宜食辛：黄黍、鸡、桃、葱。

思邈曰：春宜省酸增甘以养脾，夏宜省苦增辛以养肺，秋宜省辛增酸以养肝，冬宜省咸增苦以养心，四季宜省甘增咸以养肾。

时珍曰：五欲者，五味入胃，喜归本脏，有余之病，宜本味通之。五禁者，五脏不足之病，畏其所胜，而宜其所不胜也。

五 走

酸走筋，筋病毋多食酸，多食令人癃。酸气涩收，脬得酸而缩卷，故水道不通也。苦走骨，骨病毋多食苦，多食令人变呕。苦入下脘，三焦皆闭，故变呕也。甘走肉，肉病毋多食甘，多食令人悗心。甘气柔润，胃柔则缓，缓则虫动，故悗心也。辛走气，气病毋多食辛，多食令人洞心。辛走上焦，与气俱行，久留心下，故洞心也。咸走血，血病毋多食咸，多食令人渴。血与咸相得则凝，凝则胃汁注之，故咽路焦而舌本干。《九针论》作咸走骨，骨病毋多食咸。苦走血，血病毋多食苦。

五 伤

酸伤筋，辛胜酸。苦伤气，咸胜苦。甘伤肉，酸胜甘。辛伤皮毛，苦胜辛。咸伤血，甘胜咸。

五 过

味过于酸，肝气以津，脾气乃绝，肉胝胎伤而唇揭。味过于苦，脾气不濡，胃气乃厚，皮槁而毛拔。味过于甘，心气喘满，色黑，肾气不平，骨痛而发落。味过于辛，筋脉沮弛，精神乃央，筋急而爪枯。味过于咸，大骨气劳，短肌，心气抑，脉凝涩而变色。

时珍曰：五走、五伤者，本脏之味自伤也，即阴之五官，伤在五味也。五过者，本脏之味伐其所胜也，即脏气偏胜也。

五味偏胜

岐伯曰：五味入胃，各归所喜。酸先入肝，苦先入心，甘先入脾，辛先入肺，咸先入肾。久而增气，物化之常；气增而久，夭之由也。

王冰曰：入肝为温，入心为热，入肺为清，入肾为寒，入脾为至阴而四气兼之，皆为增其味而益其气。故各从本脏之气，久则从化。故久服黄连、苦参反热，从苦化也。余味仿此。气增不已，则脏气偏胜，必有偏绝；脏有偏绝，必有暴夭。是以药不具五味，不备四气，而久服之，虽暂获胜，久必致夭。故绝粒服饵者，不暴亡，无五味资助也。

杲曰：一阴一阳之谓道，偏阴偏阳之谓疾。阳剂刚胜，积若燎原，为

消、狂、痈疽之属，则天癸竭而荣涸。阴剂柔胜，积若凝水，为洞泄、寒中之病，则真火微而卫散。故大寒、大热之药，当从权用之，气平而止。有所偏助，令人脏气不平，夭之由也。

五脏五味补泻

肝

苦急，急食甘以缓之（甘草），以酸泻之（赤芍药），实则泻子（甘草）。

欲散，急食辛以散之（川芎），以辛补之（细辛），虚则补母（地黄、黄檗）。

心

苦缓，急食酸以收之（五味子），以甘泻之（甘草、参、芪），实则泻子（甘草）。

欲软，急食咸以软之（芒消），以咸补之（泽泻），虚则补母（生姜）。

脾

苦湿，急食苦以燥之（白术），以苦泻之（黄连），实则泻子（桑白皮）。

欲缓，急食甘以缓之（炙甘草），以甘补之（人参），虚则补母（炒盐）。

肺

苦气上逆，急食苦以泄之（诃子），以辛泻之（桑白皮），实则泻子（泽泻）。

欲收，急食酸以收之（白芍药），以酸补之（五味子），虚则补母（五味子）。

肾

苦燥，急食辛以润之（黄檗、知母），以咸泻之（泽泻），实则泻子（芍药）。

欲坚，急食苦以坚之（知母），以苦补之（黄檗），虚则补母（五味子）。

张元素曰：凡药之五味，随五脏

所入而为补泻，亦不过因其性而调之。酸入肝，苦入心，甘入脾，辛入肺，咸入肾。辛主散，酸主收，甘主缓，苦主坚，咸主软。辛能散结润燥，致津液，通气；酸能收缓敛散；甘能缓急调中；苦能燥湿坚软；咸能软坚；淡能利窍。

李时珍曰：甘缓、酸收、苦燥、辛散、咸软、淡渗，五味之本性，一定而不变者也；其或补或泻，则因五脏四时而迭相施用者也。温、凉、寒、热，四气之本性也；其于五脏补泻，亦迭相施用也。此特洁古张氏因《素问》饮食补泻之义，举数药以为例耳，学者宜因意而充之。

脏腑虚实标本用药式

肝

藏血，属木。胆火寄于中。主血，主目，主筋，主呼，主怒。

本病：诸风眩运，僵仆强直，惊痫，两胁肿痛，胸肋满痛，呕血，小腹疝痛痃癖，女人经病。

标病：寒热疟，头痛吐涎，目赤面青，多怒，耳闭颊肿，筋挛卵缩，丈夫㿗疝、女人少腹肿痛、阴病。

有余泻之

泻子甘草

行气香附　芎䓖　瞿麦　牵牛
青橘皮

行血红花　鳖甲　桃仁　莪术
京三棱　穿山甲　大黄　水蛭　虻虫
苏木　牡丹皮

镇惊雄黄　金箔　铁落　真珠
代赭石　夜明砂　胡粉　银箔　铅丹
龙骨　石决明

搜风羌活　荆芥　薄荷　槐子
蔓荆子　白花蛇　独活　防风　皂荚
乌头　白附子　僵蚕　蝉蜕

不足补之

补母枸杞　杜仲　狗脊　熟地黄
苦参　萆薢　阿胶　菟丝子

补血当归　牛膝　续断　白芍药
血竭　没药　芎䓖

补气天麻　柏子仁　白术　菊花
细辛　密蒙花　决明　谷精草
生姜

本热寒之

泻木芍药　乌梅　泽泻

泻火黄连　龙胆草　黄芩　苦茶
猪胆

攻里大黄

标热发之

和解柴胡　半夏

解肌桂枝　麻黄

心

藏神，为君火。包络为相火，代
君行令。主血，主言，主汗，主笑。

本病：诸热瞀瘛。惊惑谵妄烦乱，
啼笑骂詈，怔忡健忘，自汗，诸痛痒
疮疡。

标病：肌热畏寒战栗，舌不能言，
面赤目黄，手心烦热，胸胁满痛，引腰
背、肩胛、肘臂。

火实泻之

泻子黄连　大黄

气甘草　人参　赤茯苓　木通
黄檗

血丹参　牡丹　生地黄　玄参

镇惊朱砂　牛黄　紫石英

神虚补之

补母细辛　乌梅　酸枣仁　生姜
陈皮

气桂心　泽泻　白茯苓　茯神
远志　石菖蒲

血当归　乳香　熟地黄　没药

本热寒之

泻火黄芩　竹叶　麦门冬　芒硝
炒盐

凉血地黄　厄子　天竺黄

标热发之

散火甘草　独活　麻黄　柴胡
龙脑

脾

藏智，属土，为万物之母。主营卫，主味，主肌肉，主四肢。

本病：诸湿肿胀，痞满噫气，大小便闭，黄疸痰饮，吐泻霍乱，心腹痛，饮食不化。

标病：身体胕肿，重困嗜卧，四肢不举，舌本强痛，足大趾不用，九窍不通，诸痉项强。

土实泻之

泻子诃子　防风　桑白皮　葶苈

吐豆豉　厄子　萝卜子　常山
瓜蒂　郁金　蔍汁　藜芦　苦参　赤小豆　盐汤　苦茶

下大黄　芒消　青礞石　大戟
甘遂　续随子　芫花

土虚补之

补母桂心　茯苓

气人参　黄芪　升麻　葛根　甘草　陈皮　藿香　葳蕤　缩砂　木香
扁豆

血白术　苍术　白芍　胶饴　大

枣　干姜　木瓜　乌梅　蜂蜜

本湿除之

燥中宫白术　苍术　橘皮　半夏
吴茱萸　南星　草豆蔻　白芥子

洁净府木通　赤茯苓　猪苓
藿香

标湿渗之

开鬼门葛根　苍术　麻黄　独活

肺

藏魄，属金，总摄一身元气。主闻，主哭，主皮毛。

本病：诸气膹郁，诸痿喘呕，气短，咳嗽上逆，咳唾脓血，不得卧，小便数而欠，遗失不禁。

标病：洒淅寒热，伤风自汗，肩背痛冷，臑臂前廉痛。

气实泻之

泻子泽泻　葶苈　桑白皮　地骨皮

除湿半夏　白矾　白茯苓　薏苡仁
木瓜　橘皮

泻火粳米　石膏　寒水石　知母
诃子

通滞枳壳　薄荷　干生姜　木香
厚朴　杏仁　皂荚　桔梗　紫苏梗

气虚补之

补母甘草　人参　升麻　黄芪　山药

润燥蛤蚧　阿胶　麦门冬　贝母　百合　天花粉　天门冬

敛肺乌梅　粟壳　五味子　芍药　五倍子

本热清之

清金黄芩　知母　麦门冬　卮子　沙参　柴菀　天门冬

本寒温之

温肺丁香　藿香　款冬花　檀香　白豆蔻　益智　缩砂　糯米　百部

标寒散之

解表麻黄　葱白　紫苏

肾

藏志，属水，为天一之源。主听，主骨，主二阴。

本病：诸寒厥逆，骨痿腰痛，腰冷如冰，足胕肿寒，少腹满急，疝瘕，大便闭泄，吐利腥秽，水液澄彻清冷不禁，消渴引饮。

标病：发热不恶热，头眩头痛，咽痛舌燥，脊股后廉痛。

水强泻之

泻子大戟　牵牛

泻腑泽泻　猪苓　车前子　防己　茯苓

水弱补之

补母人参　山药

气知母　玄参　补骨脂　砂仁　苦参

血黄檗　枸杞　熟地黄　锁阳　肉苁蓉　山茱萸　阿胶　五味子

本热攻之

下伤寒少阴证，口燥咽干，大承气汤。

本寒温之

温里附子　干姜　官桂　蜀椒　白术

标寒解之

解表麻黄　细辛　独活　桂枝

标热凉之

清热玄参　连翘　甘草　猪肤

命门

为相火之原，天地之始。藏精生血，降则为漏，升则为铅，主三焦元气。

本病：前后癃闭，气逆里急，疝痛奔豚，消渴膏淋，精漏精寒，赤白浊，溺血，崩中带漏。

火强泻之

泻相火黄檗　知母　牡丹皮　地骨皮　生地黄　茯苓　玄参　寒水石

火弱补之

益阳附子　肉桂　益智子　破故纸　沉香　川乌头　硫黄　天雄　乌药　阳起石　舶茴香　胡桃　巴戟天　丹砂　当归　蛤蚧　覆盆子

精脱固之

涩滑牡蛎　芡实　金樱子　五味子　远志　山茱萸　蛤粉

三焦

为相火之用，分布命门元气，主升降出入，游行天地之间，总领五脏六腑、营卫经络、内外上下左右之气，号中清之府。上主纳，中主化，下主出。

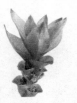

本病：诸热瞀瘈，暴病、暴死、暴暗、躁扰狂越，谵妄惊骇，诸血溢血泄，诸气逆冲上，诸疮疡、痘疹、瘤核。

上热则喘满，诸呕吐酸，胸痞胁痛，食饮不消，头上出汗。

中热则善饥而瘦，解㑊中满，诸胀腹大，诸病有声，鼓之如鼓，上下关格不通，霍乱吐利。

下热则暴注下迫，水液浑浊，下部肿满，小便淋沥或不通，大便闭结、下痢。

上寒则吐饮食痰水，胸痹，前后引痛，食已还出。

中寒则饮食不化，寒胀，反胃吐水，湿泻不渴。

下寒则二便不禁，脐腹冷，疝痛。

标病：恶寒战栗，如丧神守，耳鸣耳聋，嗌肿喉痹，诸病胕肿，疼酸惊骇，手小指、次指不用。

实火泻之

汗麻黄　柴胡　葛根　荆芥　升麻　薄荷　羌活　石膏

吐瓜蒂　沧盐　虀汁

下大黄　芒消

虚火补之

上人参　天雄　桂心

中人参　黄芪　丁香　木香　草果

下附子　桂心　硫黄　人参　沉香　乌药　破故纸

本热寒之

上黄芩　连翘　栀子　知母　玄参　石膏　生地黄

中黄连　连翘　生地　石膏

下黄檗　知母　生地　石膏　牡丹　地骨皮

标热散之

解表柴胡　细辛　荆芥　羌活葛根　石膏

胆

属木，为少阳相火，发生万物，为决断之官，十一脏之主（主同肝）。

本病：口苦，呕苦汁，善太息，澹澹如人将捕状，目昏不眠。

标病：寒热往来，胕疟，胸胁痛，头额痛，耳痛、鸣、聋、瘰疬、结核、马刀，足小指、次指不用。

实火泻之

泻胆龙胆　牛膝　猪胆　生蕤仁生酸枣仁　黄连　苦茶

虚火补之

温胆人参　细辛　半夏　炒蕤仁炒酸枣仁　当归　地黄

本热平之

降火黄芩　黄连　芍药　连翘甘草

镇惊黑铅　水银

标热和之

和解柴胡　芍药　黄芩　半夏甘草

胃

属土，主容受，为水谷之海（主同脾）。

本病：噎膈反胃，中满肿胀，呕吐泻痢，霍乱腹痛，消中善饥，不消食，伤饮食，胃管当心痛，支两胁。

标病：发热蒸蒸，身前热，身前寒，发狂谵语，咽痹，上齿痛，口眼㖞斜，鼻痛、衄、龋、赤渣。

胃实泻之

湿热大黄　芒消

饮食巴豆　神曲　山查　阿魏硇砂　郁金　三棱　轻粉

胃虚补之

湿热苍术　白术　半夏　茯苓橘皮　生姜

寒湿干姜　附子　草果　官桂丁香　肉豆蔻　人参　黄芪

本热寒之

降火石膏　地黄　犀角　黄连

标热解之

解肌升麻　葛根　豆豉

大肠

属金，主变化，为传送之官。

本病：大便闭结，泄痢下血，里急后重，疟痔脱肛，肠鸣而痛。

标病：齿痛喉痹，颈肿口干，咽中如核，鼽衄目黄，手大指、次指痛，宿食发热寒栗。

肠实泻之

热大黄　芒消　桃花　牵牛　巴豆

郁李仁　石膏

气枳壳　木香　橘皮　槟榔

肠虚补之

气皂荚

燥桃仁　麻仁　杏仁　地黄　乳香

松子　当归　肉苁蓉

湿白术　苍术　半夏　硫磺

陷升麻　葛根

脱龙骨　白垩　诃子　粟壳　乌梅

白矾　赤石脂　禹余粮　石榴皮

本热寒之

清热秦艽　槐角　地黄　黄芩

本寒温之

温里干姜　附子　肉豆蔻

标热散之

解肌石膏　白芷　升麻　葛根

小肠

主分泌水谷，为受盛之官。

本病：大便水谷利，小便短，小便闭，小便血，小便自利，大便后血，小肠气痛，宿食夜热旦止。

标病：身热恶寒，嗌痛颔肿，口糜耳聋。

实热泻之

气木通　猪苓　滑石　瞿麦　泽泻　灯草

血地黄　蒲黄　赤茯苓　牡丹皮　栀子

虚寒补之

气白术　楝实　茴香　砂仁　神曲　扁豆

血桂心　延胡索

本热寒之

降火黄檗　黄芩　黄连　连翘　栀子

标热散之

解肌藁本　羌活　防风　蔓荆

膀胱

主津液，为胞之府，气化乃能出，号州都之官，诸病皆干之。

本病：小便淋沥，或短数，或黄赤，或白，或遗失，或气痛。

标病：发热恶寒，头痛，腰脊强，鼻窒，足小指不用。

实热泻之

泄火滑石　猪苓　泽泻　茯苓

下虚补之

热黄檗　知母

寒桔梗　升麻　益智　乌药　山茱萸

本热利之

降火地黄　厄子　茵陈　黄檗牡丹皮　地骨皮

标寒发之

发表麻黄　桂枝　羌活　苍术防己　黄芪　木贼

引经报使 （洁古《珍珠囊》）

手少阴心黄连　细辛

手太阳小肠藁本　黄檗

足少阴肾独活　桂　知母　细辛

足太阳膀胱羌活

手太阴肺桔梗　升麻　葱白白芷

手阳明大肠白芷　升麻　石膏

足太阴脾升麻　苍术　葛根白芍

足阳明胃白芷　升麻　石膏葛根

手厥阴心包络柴胡　牡丹皮

足少阳胆柴胡　青皮

足厥阴肝青皮　吴茱萸　川芎柴胡

手少阳三焦连翘　柴胡　上地骨皮　中青皮　下附子

六腑六脏用药气味补泻

肝、胆温补凉泻。辛补酸泻。

心、小肠热补寒泻。咸补甘泻。

肺、大肠凉补湿泻。酸补辛泻。

肾、膀胱寒补热泻。苦补咸泻。

脾、胃湿热补，寒凉泻，各从其宜。甘补苦泻。

三焦、命门同心。

张元素曰：五脏更相平也。一脏不平，所胜平之。故云：安谷则昌，绝谷则亡。水去则营散，谷消则卫亡，神无所居。故血不可不养，卫不可不温。血温气和，营卫乃行，常有天命。

第二卷　序例下

相反诸药（凡三十六种）

甘草反大戟、芫花、甘遂、海藻。

大戟反芫花、海藻。

乌头反贝母、栝楼、半夏、白蔹、白及。

藜芦反人参、沙参、丹参、玄参、苦参、细辛、芍药、狸肉。

河豚反煤炲、荆芥、防风、菊花、桔梗、甘草、乌头、附子。

蜜反生葱。

柿反蟹。

犬肉反商陆。

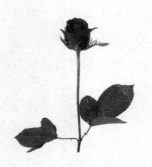

服药食忌

甘草忌猪肉、菘菜、海菜。

黄连、胡黄连忌猪肉、冷水。

苍耳忌猪肉、马肉、米泔。

桔梗、乌梅忌猪肉。

仙茅忌牛肉、牛乳。

半夏、菖蒲忌羊肉、羊血、饴糖。

牛膝忌牛肉。

阳起石、云母、钟乳、硇砂、礜石并忌羊血。

商陆忌犬肉。

丹砂、空青、轻粉并忌一切血。

吴茱萸忌猪心、猪肉。

地黄、何首乌忌一切血、葱、蒜、萝卜。

补骨脂忌猪血、芸苔。

细辛、藜芦忌狸肉、生菜。

荆芥忌驴肉。反河豚、一切无鳞鱼、蟹。

紫苏、天门冬、丹砂、龙骨忌鲤鱼。

巴豆忌野猪肉、菰笋、芦笋、酱、豉、冷水。

苍术、白术忌雀肉、青鱼、菘菜、桃、李。

薄荷忌鳖肉。

麦门冬忌鲫鱼。

常山忌生葱、生菜。

附子、乌头、天雄忌豉汁、稷米。

牡丹忌蒜、胡荽。

厚朴、蓖麻忌炒豆。

鳖甲忌苋菜

威灵仙、土茯苓忌面汤、茶。

当归忌湿面。

丹参、茯苓、茯神忌醋及一切酸。

凡服药，不可杂食肥猪、犬肉、油腻羹鲙、腥臊陈臭诸物。

凡服药，不可多食生蒜、胡荽、生葱、诸果、诸滑滞之物。

凡服药，不可见死尸、产妇、淹秽等事。

妊娠禁忌

乌头　附子　天雄　乌喙　侧子　野葛　羊踯躅　桂　南星　半夏　巴豆　大戟　芫花　藜芦　薏苡仁　薇衔　牛膝　皂荚　牵牛　厚朴　槐子

桃仁　牡丹皮　檽根　茜根　茅根　干漆　瞿麦　蔄茹　赤箭　草三棱　茵草　鬼箭　通草　红花　苏木　麦芽　葵子　代赭石　常山　水银　锡粉　硇砂　砒石　芒消　硫黄　石蚕　雄黄　水蛭　虻虫　芫青　斑蝥　地胆　蜘蛛　蝼蛄　葛上亭长　蜈蚣　衣鱼　蛇蜕　蜥蜴　飞生　䗪虫　樗鸡　蚱蝉　蛴螬　猬皮　牛黄　麝香　雌黄　兔肉　鲍鱼　蟹爪甲　犬肉　马肉　驴肉　羊肝　鲤鱼　蛤蟆　鳅鳝　龟　鳖　蟹　生姜　小蒜　雀肉　马刀

饮食禁忌

猪肉忌生姜、荞麦、葵菜、胡荽、梅子、炒豆、牛肉、马肉、羊肝、麋鹿、龟鳖、鹌鹑、驴肉。

猪肝忌鱼鲙、鹌鹑、鲤鱼肠子。

猪心肺忌饴、白花菜、吴茱萸。

羊肉忌梅子、小豆、豆酱、荞麦、鱼鲙、猪肉、醋、酪、鲊。

羊心肝忌梅、小豆、生椒、苦笋。

白狗血忌羊、蒲子羹、鸡。

犬肉忌菱角、蒜、牛肠、鲤鱼、鳝鱼。

驴肉忌凫茈、荆芥、茶、猪肉。

牛肉忌黍米、韭薤、生姜、猪肉、

犬肉、栗子。

牛肝忌鲇鱼。

牛乳忌生鱼、酸物。

马肉忌仓米、生姜、苍耳、粳米、猪肉、鹿肉。

兔肉忌生姜、橘皮、芥末、鸡肉、鹿肉、獭肉。

獐肉忌梅、李、生菜、鹄、虾。

麋鹿忌生菜、菰蒲、鸡、鲍鱼、雉、梅、李、虾。

鸡肉忌胡蒜、芥末、生葱、糯米、李子、鱼汁、犬肉、鲤鱼、兔肉、獭肉、鳖肉、野鸡。

鸡子忌同鸡。

雉肉忌荞麦、木耳、蕈、蘑菇、胡桃、菌、鲫鱼、猪肝、鲇鱼、鹿肉。

野鸭忌胡桃、豆豉、木耳。

鸭子忌李子、鳖肉。

鹌鹑忌菌子、木耳。

雀肉忌李子、酱、诸肝。

鲤鱼忌猪肝、葵菜、蜜、犬肉、鸡肉。

鲫鱼忌芥菜、蒜、沙糖、猪肝、鸡雉、鹿肉、猴、麦门冬。

青鱼忌豆藿、生胡荽、麦、酱、生葵菜。

鱼鲊忌豆藿、麦酱、蒜、绿豆。

黄鱼忌荞麦。

鲈鱼忌乳酪。

鲟鱼忌干笋。

鮰鱼忌野猪、野鸡。

鲇鱼忌牛肝、鹿肉、野猪。

鳅鳝忌犬肉、桑柴煮。

鳖肉忌苋菜、薄荷、芥菜、桃子、鸡子、鸭肉、猪肉、兔肉。

螃蟹忌荆芥、柿子、橘子、软枣。

虾子忌猪肉、鸡肉。

李子忌蜜、浆水、鸭、雀肉、鸡、獐。

橙橘忌槟榔、獭肉。

桃子忌鳖肉。

枣子忌葱、鱼。

枇杷忌热面、炙肉。

杨梅忌生葱。

银杏忌鳗鲡。

慈姑忌茱萸。

诸瓜忌油饼。

沙糖忌鲫鱼、笋、葵菜。

荞麦忌猪肉、羊肉、雉肉、黄鱼。

黍米忌葵菜、蜜、牛肉。

绿豆忌榧子（杀人）、鲤鱼鲊。炒豆忌猪肉。

生葱忌蜜、鸡、枣、犬肉、杨梅。

韭薤忌蜜、牛肉。

胡荽忌猪肉、鱼鲊。

胡蒜忌鱼鲙、鱼鲊、鲫鱼、犬肉、鸡。

苋菜忌蕨、鳖。

白花菜忌猪心、肺。

梅子忌猪肉、羊肉、獐肉。

凫茈忌驴肉。

生姜忌猪肉、牛肉、马肉、兔肉。

芥末忌鲫鱼、兔肉、鸡肉、鳖。

干笋忌沙糖、鲟鱼、羊心肝。

木耳忌雉肉、野鸭、鹌鹑。

胡桃忌野鸭、酒、雉。

栗子忌牛肉。

陈藏器诸虚用药凡例

夫众病积聚，皆起于虚也，虚生百病。积者，五脏之所积；聚者，六腑之所聚。如斯等疾，多从旧方，不假增损。虚而劳者，其弊万端，宜应随病增减。古之善为医者，皆自采药，审其体性所主，取其时节早晚，早则药势未成，晚则盛势已败。今之为医，不自采药，且不审节气早晚，又不知冷热消息，分两多少，徒有疗病之名，永无必愈之效，此实浮惑。聊复审其冷热，记增损之主尔。

虚劳头痛复热，加枸杞、葳蕤。

虚而欲吐，加人参。

虚而不安，亦加人参。

虚而多梦纷纭，加龙骨。

虚而多热，加地黄、牡蛎、地肤子、甘草。

虚而冷，加当归、芎䓖、干姜。

虚而损，加钟乳、棘刺、苁蓉、巴戟天。

虚而大热，加黄芩、天门冬。

虚而多忘，加茯神、远志。

虚而口干，加麦门冬、知母。

虚而吸吸，加胡麻、覆盆子、柏子仁。

虚而多气兼微咳，加五味子、大枣。

虚而惊悸不安，加龙齿、沙参、紫石英、小草。若冷，则用紫石英、小草；若客热，即用沙参、龙齿；不冷不热，皆用之。

虚而身强，腰中不利，加磁石、杜仲。

虚而多冷，加桂心、吴茱萸、附子、乌头。

虚而劳，小便赤，加黄芩。

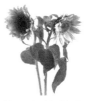

虚而客热，加地骨皮、白水黄芪。白水，地名。

虚而冷，加陇西黄芪。

虚而痰，复有气，加生姜、半夏、枳实。

虚而小肠利，加桑螵蛸、龙骨、鸡肶胵。

虚而小肠不利，加茯苓、泽泻。

虚而损，溺白，加厚朴。

髓竭不足，加生地黄、当归。

肺气不足，加天门冬、麦门冬、五味子。

心气不足，加上党参、茯神、菖蒲。

肝气不足，加天麻、川芎藭。

脾气不足，加白术、白芍药、益智。

肾气不足，加熟地黄、远志、牡丹皮。

胆气不足，加细辛、酸枣仁、地榆。

神昏不足，加朱砂、预知子、茯神。

《神农本草经》目录

时珍曰：《神农古本草》，凡三卷，三品共三百六十五种，首有名例数条。至陶氏作《别录》，乃拆分各部，而三品亦移改，又拆出青葙、赤小豆二条，故有三百六十七种。逮乎唐、宋，屡经变易，旧制莫考。今又并入已多，故存此目，以备考古云耳。

上品药一百二十种

丹砂　云母　玉泉　石钟乳　矾石　消石　朴消　滑石　空青　曾青　禹余粮　太一余粮　白石英　紫石英　五色石脂　菖蒲　菊花　人参　天门冬　甘草　干地黄　术　菟丝子　牛膝　茺蔚子　女萎　防葵　麦门冬　独活　车前子　木香　薯蓣　薏苡仁　泽泻　远志　龙胆　细辛　石斛　巴戟天　白英　白蒿　赤箭　菴䕡子　菥蓂子　蓍实　赤芝　黑芝　青芝　白芝　黄芝　紫芝　卷柏　蓝实　蘼芜　黄连　络石　蒺藜子　黄芪　肉苁蓉　防风　蒲黄　香蒲　续断　漏芦　天名精　决明子　丹参　飞廉　五味子　旋花　兰草　蛇床子　地肤子　景天　茵陈蒿　杜若　沙参　徐长卿　石龙刍　云实　王不留行　牡桂　箘桂　松脂　槐实　枸杞　橘柚　柏实　茯苓　榆皮　酸枣　干漆　蔓荆实　辛夷　杜仲　桑上寄生　女贞实　蕤核　藕实茎　大枣　萝卜　蓬蘽　鸡头实　胡麻　麻蕡　冬葵子　苋实　白冬瓜子　苦菜　龙骨　麝香　熊脂　白胶　阿胶　石蜜　蜂子　蜜蜡　牡蛎　龟甲　桑螵蛸

中品药一百二十种

雄黄　雌黄　石硫黄　水银　石膏　慈石　凝水石　阳起石　理石　长石　石胆　白青　扁青　肤青　干姜　枲耳实　葛根　栝楼　苦参　茈胡　芎䓖　当归　麻黄　通草　芍药　蠡实　瞿麦　玄参　秦艽　百合　知母　贝母　白芷　淫羊藿　黄芩　石龙芮　茅根　紫菀　紫草　茜根　败酱　白鲜皮　酸浆　紫参　藁本　狗脊　草薢　白兔藿　营实　白薇　薇衔　翘根　水萍　王瓜　地榆　海藻　泽兰　防己　牡丹　款冬花　石韦　马先蒿　积雪草　女菀　王孙　蜀羊泉　爵床　栀子　竹叶　檗木　吴茱萸　桑根白皮　芜荑　枳实　厚朴　秦皮　秦椒　山茱萸　紫葳　猪苓　白棘　龙眼　木兰　五加皮　卫矛　合欢　披子　梅实　桃核仁　杏核仁　蓼实　葱实　薤　假苏　水苏　水靳　发髲　白马茎　鹿茸　牛角䚡　羖羊角　牡狗阴茎　羚羊角　犀角　牛黄　豚卵　麋脂　丹雄鸡　雁肪　鳖甲　鮀鱼甲　蠡鱼　鲤鱼胆　乌贼鱼骨　海蛤　文蛤　石龙子　露蜂房　蚱蝉　白僵蚕

下品药一百二十五种

孔公孽　殷孽　铁精　铁落　铁　铅丹　粉锡　锡镜鼻　代赭　戎盐　大盐　卤碱　青琅玕　礜石　石灰　白垩　冬灰　附子　乌头　天雄　半夏　虎掌　鸢尾　大黄　葶苈　桔梗　莨菪子　草蒿　旋覆花　藜芦　钩吻　射干　蛇含　常山　蜀漆　甘遂　白蔹　青葙子　藋菌　白及　大戟　泽漆　茵芋　贯众　荛花　牙子　羊踯躅　芫花　姑活　别羁　商陆　羊蹄　扁蓄　狼毒　鬼臼　白头翁　羊桃　女青　连翘　石下长卿　䕡茹　乌韭　鹿藿　蚤休　石长生　陆英　荩草　牛扁　夏枯草　屈草　巴豆　蜀椒　皂荚　柳华　楝实　郁李仁　莽草　雷丸　梓白皮　桐叶　石南　黄环　溲疏　鼠李　松萝　药实根　蔓椒　栾华　淮木　大豆黄卷　腐婢　瓜蒂　苦瓠　六畜毛蹄甲　燕屎　天鼠屎　鼹鼠　伏翼　蛤蟆　马刀　蟹　蛇蜕　猬皮　蠮螉　蜣螂　蛞蝓　白颈蚯蚓　蛴螬　石蚕　雀瓮　樗鸡　斑蝥　蝼蛄　蜈蚣　马陆　地胆　萤火　衣鱼　鼠妇　水蛭　木虻　蜚虻　蜚蠊　䗪虫　贝子

《宋·本草》旧目录

李时珍曰：旧目不录可也，录之所以存古迹也，又以见三品之混乱，不必泥古也。

新旧药合一千八十二种

三百六十五种《神农本经》（白字）

一百八十二种《名医别录》（墨字）

一百一十四种《唐本》先附

一百三十三种今附（《开宝》所附）

一百九十四种有名未用

八十二种新补

一十七种新定（已上皆宋《嘉祐本草》所定者）

四百八十八种陈藏器余

二种《唐本》余

一十三种《海药》余

八种《食疗》余

一百种《图经》外类（已上皆唐慎微续收补入者）

玉石部上品七十三种，中品八十七种，下品九十三种。

草部上品之上八十七种，上品之下五十三种，中品之上六十二种，中品之下七十八种，下品之上六十二种，下品之下一百五种。

木部上品七十二种，中品九十二种，下品九十九种。

人部三品二十五种。

兽部上品二十种，中品一十七种，下品二十一种。

禽部三品五十六种。

虫鱼部上品五十种，中品五十六种，下品八十一种。

果部三品五十三种。

米谷部上品七种，中品二十三种，下品一十八种。

菜部上品三十种，中品一十三种，下品二十二种。

有名未用一百九十四种。

《图经》外类一百种。

《药对》岁物药品

立冬之日，菊、卷柏先生，为阳起石、桑螵蛸使。凡十物使，主二百草为之长。

立春之日，木兰、射干先生，为柴胡、半夏使。主头痛四十五节。

立夏之日，蜚蠊先生，为人参、茯苓使。主腹中七节，保神守中。

夏至之日，豕首、茱萸先生，为

牡蛎、乌喙使。主四肢三十二节。

立秋之日，白芷、防风先生，为细辛、蜀漆使。主胸背二十四节。

禹锡曰：五条出《药对》中，义旨渊深，非俗所究，而是主统之本，故载之。

时珍曰：此亦《素问》岁物之意，出上古雷公《药对》中，而义不传尔。按杨慎《卮言》云：白字本草，相传出自神农。今观其中，如肠鸣幽幽，劳极洒洒，发髭仍自还神化。及此五条，文近《素问》，决非后世医所能为也。此文以立冬日为始，则上古以建子为正也。

第三卷　主治药上

项　强

【风湿】

防风凡腰痛项强，不可回头，乃手足太阳症，必须用此。

荆芥秋后作枕，及铺床下，立春去之。

**羌活　白芷　藁本　薄荷　菊花
贝母**

癫　痫

（有风热、有惊邪，皆兼虚与痰）

【吐痰】

**瓜蒂　藜芦　乌头尖　附子尖
石胆　石绿**并吐癫痫暗风痰涎。

芭蕉油暗风痫疾，眩运仆倒，饮之。取吐。

白梅擦牙，追涎。或加白矾。

皂荚水浸，揉汁熬膏，入麝摊晒，每以一片化浆水，灌鼻，取涎。

【风热惊痰】

〔草木〕

**羌活　防风　荆芥　薄荷　细辛
龙胆　防己　藁本　升麻　青黛
白鲜皮**并主风热惊痫。

百合　鸭跖草并主癫邪，狂叫，身热。

钓藤卒痫，同甘草，煎服。

防葵癫痫狂走者，研末，酒服。

茛菪子癫狂风痫，浸酒，煎丸服。

蛇含　紫菀　半夏并主风热惊痫瘈疭。

天南星风痫痰迷，九蒸九晒，姜汁丸服。

郁金 失心风癫，痰血络聚心窍，同明矾丸。

甘遂 心风癫痫，痰迷心窍，猪心煮食。

黄连 泄心肝火，去心窍恶血。

苦参 童尿浸汁，酿酒饮，主三十年痫。

天门冬 风癫发则作吐，耳鸣引胁痛，为末，酒服。

紫河车 惊痫癫疾，摇头弄舌，热在腹中。

薇衔 惊痫吐舌。

附子 暗风痫疾，同五灵脂末，猪心血丸服。

苍耳 大风痫疾。

艾叶 癫痫诸风，灸谷道正门当中，随年壮。

茯神 琥珀 雷丸 莽草 蔓荆子 木兰皮 并主风癫，惊邪狂走。

苦竹笋 竹叶 竹沥 天竹黄 并主风热痰涎，发癫狂痫疾。

芦荟 小儿癫痫。

苏合香 痫痓邪气。

皂荚 搜肝通肺，风痫五种，烧研，同苍耳、密陀僧，丸服。

蓖麻仁 五种风痫，用黄连、石膏，煮食。

桑白皮 惊痫客忤，泻肺气。

桂心 伐肝肤脾。

芫荑 小儿虫痫，发则恶症昏搐。同漆灰，水服。

紫葳花根叶 久近风痫，酒服三钱，后梳发，漱水四十九口愈。

震烧木 大惊失心，煮汁服。

〔金石〕

丹砂 猪心煮过，同茯神，丸服。

黄丹 同白矾，末服。

黑铅 同水银、南星，丸服。

密陀僧 金屑 银屑 生银 生铁 铁粉 铁落 铁精 铁华粉 铁浆 古镜 珊瑚 紫石英 菩萨石 雄黄 同丹砂，研末，丸服。

雌黄 同黄丹、麝香，丸服。

矾石 同细茶，丸服。

慈石 玄石 石青 消石 青礞石 代赭石 已上二十五味，并主风热痰涎癫痫。

水银 失心风，同藕节炒，丸服。

蛇黄 暗风痫疾，火煅，醋淬，末服。

伏龙肝 狂癫，风邪不识人，为末，水服。

天子籍田三推犁下土 惊悸癫邪。安神定魄。

〔虫部〕

蜂房 雀瓮 蚯蚓 全蝎 蜈蚣 蜣螂 白僵蚕 并主癫痫发搐。

蚕退纸 癫狂乱走，悲泣妄言，及

风痫病。烧灰，酒服。

蚱蝉癫病寒热，小儿痫绝不能言。

衣鱼小儿痫，同竹沥，煎酒服。

〔鳞介〕

龙角　龙骨　龙齿癫疾狂走，五惊十二痫。

白花蛇　乌蛇定痫搐。

蛇蜕蛇痫，癫疾瘛疭，摇头弄舌。

玳瑁热痫。

〔禽部〕

鸭涎癫痫发搐。

雁毛小儿佩之，辟痫。

啄木鸟久年风痫，同荆芥，煅服。

乌鸦暗风痫疾，煅研，入朱砂服，不过十日愈；又煅研，同苍耳子、胡桃服。

鸱头癫痫眩冒瘛疭，同黄丹，为丸服。肉，亦可食。

鸮肉食之，主风痫。

凤凰台鸡痫，癫痫发狂，水磨服。

〔兽部〕

狗齿及粪中骨　白狗血并狗痫。

豚卵　猪屎并猪痫。

羊齿　羊头骨羊痫。

羖羊角风痫，烧灰，酒服。

牛齿　牛屎中豆　牛拳木并牛痫。

马齿　马目　马悬蹄　马绳索　野马肉并马痫。

驴乳心热气痫。

驴脂酒服，主狂癫不能语，不识人。

六畜毛蹄甲惊痫癫痓。牡鼠煎油，主惊痫。

羚羊角　犀角　牦牛角　象牙　牛黄　鲊荅　野猪黄及胆　熊胆并主风，热癫痫。

麝香　虎睛鼻　狐肝　狐肉并主癫痫，恍惚歌笑。

猴头骨癫痫口噤。

〔人部〕

人发痫痓。

人胞煮食，治久癫失志，亦和药作丸服。

人魄磨水服，定癫狂。

【风虚】

〔草部〕

人参消胸中痰，治惊痫。小儿风痫，同辰砂、蛤粉末，猪心血丸服。

石菖蒲开心孔，通九窍，出音声。为末，猪心汤，日服，治癫痫风疾。

远志安心志。

天麻小儿风痫，善惊失志。补肝定风。

蛇床子　芍药　牡丹　女萎并主惊痫，寒热瘛疭。

当归　芎藭　地黄并养血。

缩砂 **桔梗** **香附**并惊痫邪气。

萆薢缓关节老血，头旋风痫。

〔果木〕

酸石榴小儿痫，酿蝎五枚，泥煅研，乳服五分。

柏实定痫养血。

〔虫禽〕

蜂蜜 **鸡子**并痫痉。

白雄鸡及脑癫邪狂妄。

暑

（有受暑中暍，受凉中暑）

【中暍】

〔草部〕

水蓼煮汁，灌。

胡麻炒黑，井水擂，灌。

寒食面井水灌。

〔菜果〕

大蒜同道中热土，捣，水澄服。

瓜蒂吐之，即省。

〔水土〕

热汤布蘸，熨心即苏，仍徐灌之。

地浆灌。

道中热土壅脐上，令人溺于中，即苏。

车辇土澄水服。

仰天皮新水调灌。

热瓦互熨心上。

【清暑】

〔草部〕

香薷解暑利小便，有彻上彻下之功。夏月解表之药，能发越阳气，消散畜水。

黄连酒煮丸服，主伏暑在心脾，发热、吐泻、痢渴诸病。

石香薷 **紫苏叶** **苍术** **白术** **木通** **车前** **泽泻** **半夏** **藿香** **缩砂**

〔谷菜〕

白扁豆 **薏苡仁** **稷米** **大蒜**

〔果木〕

木瓜 **枇杷叶** **赤茯苓** **厚朴** **猪苓**并主伤暑，有湿热诸病。

桂心大解暑毒，同茯苓丸服。同蜜作渴水饮。

黄檗去湿热，泻阴火，滋肾水，去痿弱。

〔水石〕

雪水 **夏冰** **滑石** **石膏** **朱砂**解渴。

雄黄暑毒在脾，湿气连脚，或吐或痛，或痢或疟，炼过，丸服。

消石 **硫黄**二味结砂，主外伤暑热，内伤生冷，发为头痛寒热、吐泻霍乱、心腹痛诸病；三伏，吞硫黄百粒，去积滞，甚妙。

玄精石解暑消积。

【泻火益元】

〔草部〕

黄芪伤暑自汗，喘促肌热。

人参暑伤元气，大汗痿躄，同麦门冬、五味子，煎服，大泻阴火，补元气，助金水。

甘草生泻火，熟补火，与参、芪同为泻火益气之药。

麦门冬清肺金，降心火，止烦渴咳嗽。

黄芩　知母泻肺火，滋肾水。

虎杖同甘草，煎饮，压一切暑毒烦渴，利小便。

〔果木〕

苦茗同姜煎饮，或醋同饮，主伤暑泻痢。

石南叶煎服，解暑。

乌梅生津止渴。

西瓜　甜瓜　椰子浆解暑毒。

火　热

（有郁火、实火、虚火，气分热、血分热、五脏热、十二经热）

【升散】

〔草部〕

柴胡平肝胆、三焦、包络相火，除肌热潮热，寒热往来，小儿骨热疳热，妇人产前、产后热。虚劳发热，同人参煎服。

升麻解肌肉热，散郁火。

葛根解阳明烦热，止渴，散郁火。

羌活散火郁发热。

白芷散风寒身热，浴小儿热。

薄荷汁骨蒸劳热。

水萍暴热，身痒，能发汗。

香附散心腹客热，气郁。

【泻火】

〔草部〕

黄连泻肝胆心脾火，退客热。

黄芩泻肺大肠火，肌肉骨蒸诸热。肺热如火燎，烦躁，咳嗽引饮，一味煎服。

胡黄连骨蒸劳热，小儿疳热，妇人胎蒸。

秦艽阳明湿热，劳热，潮热，骨蒸。

沙参清肺热。

桔梗肺热。

龙胆肝胆火，胃中伏热。

青黛五脏郁火。

蛇莓 白鲜皮 大青并主时行，腹中大热。

连翘少阳、阳明、三焦气分之火。

青蒿热在骨间。

恶实食前接吞三枚，散诸结节筋骨烦热毒。

灯笼草骨热肺热。

积雪草暴热，小儿热。

虎杖压一切热毒。

茵陈去湿热。

景天身热，小儿惊热。

钩藤平心肝火，利小便。同甘草、滑石服，治小儿惊热。

酸浆 防己 木通 通草 灯心 泽泻 车前 地肤 石韦 瞿麦并利小便，泄火热。

乌韭热在肠胃。

屋游热在皮肤。

土马鬃骨热烦败。

大黄泻诸实热不通，足太阴、手足阳明、厥阴五经血分药。

〔菜果〕

苦苣子 李叶 桃叶 枣叶

〔木部〕

楮叶 楝实 羊桃 秦皮 梓白皮并浴小儿身热。

栀子心肺胃小肠火，解郁，利小便。

鼠李根皮身皮热毒。

木兰皮身热面疱。

桑白皮虚劳肺火。

地骨皮泻肺火、肾火、胞中火，补正气，去骨间有汗之蒸，同防风、甘草煎服。

溲疏皮肤热，胃中热。

竹叶 竹茹 竹沥并主烦热有痰。

荆沥热痰。

〔水石〕

雪水 冰水 井水并除大热。

石膏除三焦、肺、胃、大肠火，解肌发汗，退热。潮热骨蒸，发热，为丸散服。食积痰火，为丸服。小儿壮热，同青黛丸服。

长石胃中热，四肢寒。

理石营卫中大热，烦毒。

方解石胸中留热。

玄精石风热。

凝水石身热。皮中如火烧，烦满，水饮之。凉血降火。

食盐 卤碱除大热。

消石五脏积热。

朴消胃中结热。紫雪、碧雪、红雪、金石凌，皆解热结药也。

玄明粉胃中实热，肠中宿垢。

〔虫介〕

白颈蚯蚓解热毒，狂烦。

雪蛆　玳瑁凉心解毒。

〔兽部〕

犀角泻肝，凉心，清胃，解大热、诸毒气。

牛黄凉心肝。

羚羊角风热寒热。

象牙骨蒸热。

牛胆　猪胆　熊胆并除肝火。

白马胫骨煅过，降火可代芩、连。

〔人部〕

人中白降三焦、膀胱、肝经相火。

人溺滋降火，甚速。

人屎大解五脏实热，骨蒸劳热。

【缓火】

〔草部〕

甘草生用，泻三焦、五脏、六腑火。

黄芪泻阴火，补元气，去虚热。无汗则发，有汗则止。

人参与黄芪、甘草三味，为益气泻火，除肌热、躁热之圣药，甘温除大热也。

麦门冬降心火，清肺热、虚劳客热，止渴。

五味子与人参、麦门冬三味，为清金滋水泻火、止渴止汗、生脉之剂。

天门冬肺劳风热，丸服。阴虚火动，有痰热，同五味子，丸服。妇人骨蒸，同生地黄，丸服。

葳蕤五劳七伤，虚热。煎服，治发热口干，小便少。

白术除胃中热、肌热，止汗。妇人血虚发热，小儿脾虚骨蒸，同茯苓、甘草、芍药，煎服。

茅根　地筋客热在肠胃。

甘蕉根　菰根　芦根　天花粉并主大热烦渴。

栝楼根润肺降火化痰。饮酒发热，同青黛、姜汁，丸服。妇人月经不调，夜热痰嗽，同青黛、香附，末服。

〔菜谷〕

山药除烦热，凉而补。

小麦客热烦渴，凉心。

粱米脾胃客热。

麻仁虚劳客热，水煎服。

〔果部〕

梨消痰降火，凉心肺。

柿凉肺，压胃热。

李曝食，去骨间劳热。

乌梅下气除热。

马槟榔热病，嚼食。

蕉子凉心。

甘蔗解热。

〔介禽〕

鳖肉同柴胡诸药，丸服，治骨蒸。

鸭肉　鸽肉并解热。

〔兽人〕

兔肉凉补。

豪猪肉　猪肉肥热人，宜食之。

猪乳　酥酪　醍醐　人乳并主润燥清热。

【滋阴】

〔草部〕

生地黄诸经血热，滋阴退阳。蜜丸服，治女人发热成劳；蜜煎服，治小儿壮热，烦渴昏沉。

熟地黄血虚劳热，产后虚热，老人虚燥。同生地黄为末，姜汁糊丸，治妇人劳热。

玄参烦躁骨蒸，滋阴降火，与地黄同功。治胸中氤氲之所，无根之火，为圣剂。同大黄、黄连丸服，治三焦积热。

当归血虚热困，渴引饮，目赤面红，日夜不退，脉洪，如白虎证者，同黄芪，煎服。

丹参冷热劳，风邪留热。同鼠屎，末服，主小儿中风，身热拘急。

牡丹治少阴、厥阴血分伏火，退无汗之骨蒸。

知母心烦，骨劳热往来，产后蓐劳，热劳。泻肺命火，滋肾水。

〔木部〕

黄檗下焦湿热，滋阴降火。

【各经火药】

肝气，柴胡；血，黄芩。

心气，麦门冬；血，黄连。

脾气，白芍药；血，生地黄。

肺气，石膏；血，卮子。

肾气，知母；血，柴胡。

小肠气，赤茯苓；血，木通。

大肠气，黄芩；血，大黄。

膀胱气，滑石；血，黄檗。

胆气，连翘；血，黄檗。

胃气，葛根；血，大黄。

三焦气，连翘；血，地骨。

包络气，麦门冬；血，牡丹皮。

【各经发热药】

肝气，柴胡；血，当归。

心气，黄连；血，生地黄。

脾气，芍药；血，木瓜。

肺气，石膏；血，桑白皮。

肾气，知母；血，地黄。

胆气，柴胡；血，栝楼。

小肠气，赤茯苓；血，木通。

大肠气，芒消；血，大黄。

膀胱气，滑石；血，泽泻。

胃气，石膏；血，芒消。

三焦气，石膏；血，竹叶。

包络气，麦门冬；血，牡丹皮。

脾 胃

(有劳倦内伤，有饮食内伤，有湿热，有虚寒)

【劳倦】

〔草部〕

甘草补脾胃，除邪热，益三焦元气，养阴血。

人参劳倦内伤，补中气，泻邪火。煎膏，合姜、蜜服。

黄芪益脾胃，实皮毛，去肌热，止自汗。

黄精 葳蕤补中益气。

白术熬膏服良。

苍术安脾附除湿，熬膏，作丸、散，有四制、八制、坎离、交感诸丸。

柴胡平肝，引清气自左而上。

升麻入胃，引清气自右而上。

芍药泻肝，安脾肺，收胃气。

石斛厚脾胃，长肌肉。

使君子健脾胃，除虚热。

连翘脾胃湿热。

木香 甘松香 藿香 缩砂蔤

白豆蔻 紫苏

〔菜谷〕

萝勒 莳萝 马芹并理元气。

茇香同生姜炒黄，丸服，开胃进食。

茼蒿 荠菜 苜蓿 蕹菜 仙人杖草 草豉 胡萝卜 芋 山药 石耳 蘑菇 鸡䵧 五芝 胡麻 小麦 大麦 雀麦 糯 粳 籼 稷 黍 蜀秫 粱 粟 秫穄子 稗子 粮 东墙 雕胡 蓬子 水粟 菵草米 蒒草米 薏苡 罂子粟 黑大豆 赤小豆 绿豆 白豆 豌豆 蚕豆 豇豆 扁豆 刀豆 豆豉 豆腐 豆黄壮气润肌。以猪脂和丸，每服百丸，即易健，甚验。脾弱不食，同麻子，熬香，研，日服。

陈廪米 青精饭 诸米粥 饴糖 酒糟

〔果木〕

大枣同姜末，点服。

仲思枣 木瓜 奈 白柿 橘皮 钩栗 橡子 榛子 龙眼 橄榄 榧子 槟榔 大腹皮 桃榔面 莎木面 波萝蜜 无花果 摩厨子 芡实 莲实 藕 甘蔗 沙糖 凫茈 清明柳枝脾弱，食不化，似翻胃，煎汤，煮小米，滚面晒收，每用烹食。

沉香 檀香 诃黎勒 厚朴

茯苓

〔水石〕

潦水　甘澜水　立春清明水　太一余粮　白石脂　石面　代赭石

〔虫部〕

蜂蜜　蚕蛹　乳虫

〔鳞介〕

龙齿　鳟　鲻　鲸　鳠　鲌　鲫　鲂　鲤　鲈　鳜　鲳　鲨　白鱣　鮆　残鱼　比目鱼　虾　鳖　淡菜　海蛇

〔禽兽〕

鸡　雉　鹳雉　英鸡　凫　鸊鹈　鹭　鹙　雀　突厥雀　鸠　青鹤　桑扈　莺　鹊嘲　猪脾舌　狗肉　羊肉　牛肉　牛膍　虎肉　兔肉

【虚寒】

〔草部〕

附子　草豆蔻　高良姜　山姜　廉姜　益智子　荜茇　蒟酱　肉豆蔻

〔菜谷〕

干姜　生姜　蒜　韭　薤　芥　芜菁　糯米　秫　烧酒

〔果木〕

胡椒　毕澄茄　秦椒　蜀椒　吴茱萸　食茱萸　丁香　桂

【食滞】

〔草部〕

大黄荡涤宿食，推陈致新。

地黄去胃中宿食。

香附　三棱　莪术　木香　柴胡消谷。

荆芥　薄荷　苏荏　水苏并消鱼脍。

青黛　越王余算　海藻　肉豆蔻　草果　缩砂　蒟酱　红豆蔻　仙茅

〔谷菜〕

大麦　荞麦　豆黄　蒸饼　女曲　黄蒸　曲　神曲同苍术丸服。

红曲　芽米　麦芽　饴糖　酱醋　酒　糟　蒜　葱　胡葱　胡荽　白菘　莱菔　芜菁　姜

〔果木〕

杏仁停食，用巴豆炒，去豆，末服。

橘皮为末，煎饮，代茶。

青皮盐、醋、酒、汤四制，为末，煎服。

柑皮　橙皮　柚皮　木瓜　榅桲　山楂消肉。

奈子　杨梅　银杏生食。

槟榔　大腹子　榧子　无漏子　茶　凫茈　蜀椒　胡椒　毕澄茄　茱

萸 巴豆一切生冷硬物。

阿魏消肉。

皂荚 楸白皮 厚朴 乌药 樟
材 檀香 桂食果腹胀，饭丸，吞
七枚。

诃黎勒 枳实 郁李仁

〔水土〕

齑水吐。

浆水消。

生熟汤消。

百草霜 梁上尘

〔金石〕

朴消食饮热结。

青礞石食积宿滞，同巴豆等，
丸服。

水中白石食鲙成瘕，烧，淬水，
服七次，利下。

食盐酒肉过多胀闷，擦牙，漱下，
如汤沃雪。

硇砂消肉。

蓬砂 孔公蘖

〔介禽〕

鳖甲 淡菜 海月 白鲞并消宿。

鳝头烧服，去痞症，食不消。

凫 鸡屎白 鹰屎白 雀屎白
鸽屎 五灵脂

【酒毒】

〔草部〕

葛花 葛根汁 白茅根汁 水萍
菰笋 秦艽 苦参 地榆 菊花酒
醉不语，为末，酒服。

悬钩子 木鳖子醋磨。

天南星同朱砂，丸服，解酒毒
积毒。

五味子 山姜花 高良姜 红豆
蔻 缩砂 白豆蔻 蒟酱 肉豆蔻
蘽实 蕉子

〔谷菜〕

麦苗汁 丹黍米饮酒不醉。

黑大豆 赤小豆 腐婢 绿豆
蚕豆苗煮食。

扁豆 豆腐烧酒醉死，切片，
贴身。

豉同葱白煎。

曲 萝卜 蔓菁大醉不堪，煮粥，
饮汁。根，蒸三次，研末，酒后，水
服二钱，不作酒气。

白菘解酒醉不醒，研子一合，井
水服。

水芹 苦苣 白苣 苦竹笋 酸
笋 越瓜 甜瓜

〔果木〕

橘皮 柑皮 橙皮 柚皮 金橘

杨梅干屑服之，止呕吐酒。

乌梅 榔梅 梨 楂子 榅桲 柿 椑柿 银杏 橄榄 槟榔 波萝蜜 都桷子 枳椇子 盐麸子 醋林子 甘蔗 沙糖 石蜜 藕 芰 西瓜 丁香 长寿仙人柳酒病，为末，酒服。

河边木端午投酒中，饮之，令人不醉。

桑椹汁 苦竹叶

〔水石〕

新汲水烧酒醉死，浸发及手足，仍少灌之。

食盐擦牙漱咽，解酒毒。先食一匙，饮酒不醉。

蓬砂服之，饮酒不醉。

雄黄饮酒成癖，遇酒即吐，同巴豆、蝎梢、白面，丸服。

石灰酒毒下痢，泥煅，醋糊丸服。

铅霜

〔虫鳞〕

五倍子 醋鱼 黄颡鱼

〔介部〕

蚌 蛎肉 蛤蜊 车螯 田螺 蜗螺 海月

〔禽兽〕

鸡内金消酒积，同豆粉丸服。

五灵脂酒积黄肿，入麝，丸服。

豭猪项肉酒积黄胀，同甘遂服，取下酒布袋。

猪肾酒积，掺葛粉，炙食。

牛腨 狐胆 麝香并解酒毒。

鹿茸饮酒成泄，冲任虚寒，同狗脊、白蔹，丸服。

驴蹄底饮酒过度，欲至穿肠，水煮浓汁，冷饮。

反　胃

（主于虚，有兼气、兼血、兼火、兼寒、兼痰、兼积者。病在中下二焦。食不能入，是有火；食入反出，是无火）

【温中开结】

〔草部〕

附子温中破积。反胃不下食，以石灰泡热，姜汁淬三次，同丁香、粟米，煎服；或为末舐；或为丸嚼；或包丁香，以姜汁煮，焙丸服。

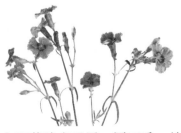

白豆蔻脾虚反胃，同丁香、缩砂、

陈廪米，姜汁丸服。

白芷血风反胃，猪血蘸食。

木香同丁香，煎服，治反胃关格。

王瓜反胃，烧研，酒服。或入平胃散末。

木鳖子三十个，去皮油，牛涎、蜂蜜各半斤，石器慢熬，干研，日取一匙，入粥食。

火杴草焙末，蜜丸。

荜茇 草豆蔻 红豆蔻 高良姜 肉豆蔻 藿香 抚芎 苏子 前胡 香附 半夏并温中，消食止吐。

三棱同丁香末服。

益智子客寒犯胃，多唾沫。

〔谷菜〕

干饧糟同姜捣饼，焙研，入甘草、食盐，服。

韭菜炸熟，盐吃十顿，治噎膈反胃。

生姜汁煮粥食。麻油煎，研软柿蘸食。

白芥子酒服二钱。

紫芥子 大蒜 干姜 兰香作饼。

莳萝 茴香 杵头糠 萝卜蜜煎，细嚼。

薤白

〔果木〕

槟榔 青皮 橘皮西壁土炒，姜、枣煎服。

胡椒醋煮七次，酒糊丸服，或加半夏，或同煨姜，煎服。

毕澄茄吐出黑汁者，米糊丸服。

枇杷叶同人参、丁香，煎服。

栗子壳煮汁。

松节煎酒。

千槌花煮汁。

丁香盐梅丸咽。姜、蔗汁丸服。

木香同煎服。

桂心 沉香 檀香 茯苓 厚朴 枳实

〔金石〕

雄黄 雌黄同甘草，丸服。

铅灰醋熬，蒸饼丸服。

铅丹坠痰消积，同白矾、石亭脂，煅研，丸服。

水银同铅结砂，入硫黄、官桂，为末，姜汁服，清镇反胃。

灵砂镇坠，反胃神凡也。

赤石脂蜜丸服。

砒石同巴豆、附子，黄蜡丸服。

白矾 丹砂 釜煤 朴消 蓬砂 轻粉 硇砂

〔鳞介〕

烂蛤烧服。

蚌粉姜汁服。同田螺壳灰、乌梅，烧研，人参汤服。

鲫鱼酿绿矾，煅研服。

鲤鱼童尿浸煨，研末，入粥食。

〔禽兽〕

抱出鸡子壳酒服。

鸡膍胵皮烧研，酒服。

鹈鹕皮毛烧研，酒服。

五灵脂狗胆汁丸，热姜、酒磨服。或加沉香、木香、阿魏。

猫衣煅末，入朱砂噙。

虎肚煅研，入平胃散，末服。

虎脂切块，麻油浸收，每以酒一钟，和油一杯服。不问久近，皆效。

猬皮煮汁服，或炙食，或烧灰，酒服。

白马尿热饮。

驴尿已上并能杀虫。

驴屎 羊屎五钱，童尿煎服。

牛齝草同杵头糠、糯米粉、牛乳，和丸，煮食。

羊胲子煅研，入枣肉、平胃散末，沸汤点服。

【和胃润燥】

〔草部〕

人参止反胃吐食，煎饮，或煮粥食，或同半夏、生姜、蜜，煎服。

白术 芍药 芦根止反胃五噎吐逆，去膈间客热，煮汁服。

茅根反胃上气，除客热在胃，同芦根煎汁饮。

〔谷菜〕

山药粟米作丸，醋煮吞。

罂粟同人参、山药煮食。

陈仓米水煎服；或炊焙为末，入沉香末服。

马齿苋饮汁。

柳蕈煎服。

莼心 麻仁 胡麻油

〔果木〕

杏仁 桃仁 梨插丁香十五粒，煨食，止反胃。

棠梨叶炒研，酒服，止反胃。

甘蔗汁同姜汁饮，治反胃。

干柿连蒂，捣酒服，止反胃，开胃化痰。

干枣叶同丁香、藿香，煎服，止反胃。

石莲入炒肉豆蔻末，蜜汤服，止反胃。

乌芋主五噎膈气。

梓白皮主反胃。

淡竹茹 竹沥

〔水部〕

醴泉 井华水并主反胃。

〔土虫〕

螺蛳泥每火酒服一钱，止反胃。

地龙屎同木香、大黄末，水服，止反胃。

白垩土醋煅。

西壁土 灶中土米饮服三钱。

蚕茧反胃吐食，煎汁，煮鸡子，食之。

缲丝汤煮粟米粥食，止反胃。

〔兽禽〕

牛羊乳反胃燥结，时时咽之，或入汤剂。

牛涎噎膈反胃，以水服二匙，或入蜜，或入麝香，或和糯米粉，作丸，煮食。

羊肉蒜、薤作生食。

羊胃作羹食。

乌雄鸡虚冷反胃，入胡荽子煮，食二只，愈。

乌雌鸡炒香，投酒中一夜，饮。

反毛鸡同人参、当归，煮食。

呕　吐

(有痰热，有虚寒，有积滞)

【痰热】

〔草谷〕

葛根大热呕吐，小儿呕吐，荡粉食。

泽泻行水止吐。

香附妊娠恶阻，同藿香、甘草煎服。

黄连 苦耽劳乏呕逆。

麦门冬止呕吐燥渴。

前胡化痰止吐。

芦根主呕逆不食，除膈间客热，水煮服。或入童尿。

干苔煮汁。

赤小豆 豌豆止呕逆。

绿豆粉 蒴草子

〔果木〕

茯苓 猪苓 栀子 楸白皮 梓白皮止呕逆，下气。

苏方木人常呕吐，用水煎服。

杨梅止呕吐，除烦愦。

枇杷止吐下气。

木白皮止呕逆，煮服，大佳。

叶止呕吐不止。

〔水石〕

黄丹止吐逆。

胡粉 水银 铅 滑石暴得吐逆，汤服二钱。

石膏胃火吐逆。

阴阳水饮数口，即定。

〔虫兽〕

蝉蜕胃热吐食，同滑石末，水服。

芦蠹虫小儿乳后吐逆，二枚，煮汁服。

羊屎呕吐酸水，以十枚煎酒服。

牛乳小儿吐乳，入葱、姜煎服。

兔头骨天行吐不止，烧研，饮服。

〔人部〕

人乳 小儿补生吐乳，同蘡傫簌、盐少许，煎汁，入牛黄服。

【虚寒】

〔草部〕

细辛 虚寒呕吐，同丁香末服。

苍术 暖胃消谷，止呕吐。

白术 胃虚呕逆，及产后呕吐。

人参 止呕吐，胃虚有痰，煎汁，入姜汁、竹沥服；胃寒，同丁香、藿香、橘皮，煎服；妊娠吐水，同干姜，丸服。

艾叶 口吐清水，煎服。

半夏 呕逆厥冷，内有寒痰，同面作弹丸，煮吞之；妊娠呕吐，同人参、干姜，丸服；小儿痰吐，同面包、丁香，煨熟，丸服。

南星 除痰下气止呕吐。

旋覆花 止呕逆，不下食，消痰下气。

苏子 止吐。

香薷 伤暑呕吐。

藿香 脾胃吐逆为要药。

木香 当归 温中，止呕逆。

茅香 温胃止吐。

白豆蔻 止吐逆，散冷气，胃冷忽恶心，嚼数枚，酒下。小儿胃寒吐乳，同缩砂、甘草末，饮服。

生附子 胃寒有痰，同半夏、生姜，煎服。

缩砂仁 廉姜 白芷 红豆蔻 高良姜 温中下气消食。忽呕清水，含咽即平。

肉豆蔻 温中散寒止吐，及小儿乳霍。

益智子 胃冷。

〔谷菜〕

糯米 虚寒吐逆。

烧酒 白扁豆 豇豆 干姜 生姜 煎醋食。又同半夏煎服，去痰下气，杀虫，止呕吐。

芥子 胃寒吐食。

白芥子

〔果木〕

橘皮 止吐消痰温中。嘈杂，吐清水，去白，研末，时舐之。

蜀椒 止吐杀虫。

胡椒 去胃中寒痰，食已即吐水，甚验。

毕澄茄 吴茱萸 食茱萸 并止冷吐。

槟榔 止吐水，同橘皮煎服。

沉香 檀香 丁香 治吐，同陈皮，煎服；小儿，丸服；或同半夏丸服。

厚朴 痰壅呕逆不食，姜汁炙研，米饮服。主胃冷，吐不止。

诃黎勒 止呕吐不食，消痰下气，炒研，糊丸服。

〔石兽〕

赤石脂 饮食冷过多，成澼吐水，每酒服方寸匕，尽一斤，终身不吐痰水。

硫黄 诸般吐逆，同水银研，姜汁糊丸服。

鹿髓 主呕吐。

熊脂 饮食呕吐。

【积滞】

〔草谷〕

香附子 止呕吐，下气消食。

缩砂蔤 温中消食，止吐。

大黄 口中常呕，淡泔煎服。

续随子 痰饮不下食，呕吐。

牵牛 **神曲** **麦芽**

〔木禽〕

巴豆 **五灵脂** 治呕吐，汤药不能下者，狗胆丸服。

霍 乱

（有湿热、寒湿，并七情内伤，六气外感）

【湿热】

〔草部〕

香薷 霍乱转筋腹痛，水煮汁服。

石香菜 **术** 健胃安脾，除湿热，止霍乱吐下。

蓼子 霍乱烦渴，同香薷煎服。

前胡 **桔梗** 并下气，止霍乱转筋。

苏子 **紫苏** 水煮服，止霍乱胀满。

薄荷 **鸡苏** **扁竹** 霍乱吐利，入豉，煮羹服。

芦根茎叶 霍乱烦闷，水煮汁服。胀痛，加姜、橘。

蓬蘽 煮汁服。

蘡薁藤汁 **通草** **防己** 同白芷，末服。

木通 **泽泻** **芍药** 霍乱转筋。

干苔 霍乱不止，煮汁服。

麕舌 **女菀** **水堇** **海根**

〔谷菜〕

黄仓米 **粟米** **丹黍米** **蜀黍** **黄、白粱米** 并主霍乱大渴杀人，煮汁，或水研，绞汁饮。

粟米泔 **粳米** 霍乱烦渴，水研汁，入竹沥、姜汁，饮。

白扁豆 霍乱吐利不止，研末，醋服。花、叶，皆可绞汁，入醋服。同香薷、厚朴，煎服。

豌豆同香薷,煎服。

豇豆 大豆霍乱腹胀痛,生研,水服。

绿豆叶绞汁,入醋服。

绿豆粉新水调服。

水芹止小儿吐泻。

〔果木〕

木瓜霍乱大吐下,转筋不止,水煎或酒煎服。核及枝、叶、皮、根,皆可用。

榠楂 楂子并同。

梨叶煮汁服。

棠梨枝叶同木瓜,煎服。

梅叶煮汁服。

乌梅止吐逆霍乱,下气消痰止渴。

盐梅煎汁呷。

藕汁入姜汁,同饮。

莲薏止霍乱。

栀子霍乱转筋,烧研,汤服。

桑叶煎饮。

桑白皮止霍乱吐泻。荆叶煎饮。

柏木洗转筋。

槐叶同桑叶、甘草,煎饮。

苏方木煎饮。

枫皮

〔服器〕

厕筹中恶霍乱转筋,烧烟床下,熏之。

厕户帘烧灰,酒服,主小儿霍乱。

尿桶板煎服。

败木梳霍乱转筋,一枚,烧灰,酒服。

寡妇荐三七茎,煮汁,止小儿霍乱疾。

头缯霍乱吐利,本人者,泡汁,呷之。

故麻鞋底霍乱转筋,烧,投酒中饮。

路旁草鞋洗净,煎饮。

绵絮霍乱转筋,酒煮,裹之。

青布浸汁,和姜汁服,止霍乱。

〔水土〕

东流水 井泉水饮之,仍浸两足。

山岩泉水多饮令饱,名洗肠。

醴水 热汤转筋,器盛熨之。

生熟汤饮之即定。

酸浆水煎干姜屑,呷。

地浆干霍乱欲死,饮之即愈。

东壁土煮汁饮。

釜脐墨泡汤,饮一二口,即止。

倒挂尘泡汤饮。

土蜂窠小儿吐泻,炙研服。

蜣螂转丸烧研,酒服。

〔金石〕

铅丹主霍乱。

黑铅同水银结砂,作丸服。

水银不拘冷热吐泻霍乱,同硫黄,研末服,亦丸服。

古文钱霍乱转筋，以七枚，同木瓜、乌梅，煎服。

朱砂霍乱转筋已死，心下微温者，以二两，和蜡三两，烧烟，熏令汗出而苏。

石膏小儿伤热，吐泻黄色，同寒水石、甘草，末服。

滑石伏暑吐泻，同藿香、丁香，末服。

玄精石冷热霍乱，同硫黄、半夏，丸服。

消石同硫黄、滑石、矾石、白面，丸服。治暑月吐泻诸病。

白矾沸汤服二钱。

〔虫兽〕

蜜蜡霍乱吐利，酒化一弹丸服。

牛涎小儿霍乱，入盐少许，服。

牛齝草霍乱，同人参、生姜，浆水煎服。

乌牛屎 黄牛屎绞汁服。

白牛屎绞汁服。

〔人部〕

人尿小儿霍乱，抹乳上，乳之。

【寒湿】

〔草部〕

藿香霍乱腹痛垂死，同橘皮煎服；暑月，同丁香、滑石，末服。

木香霍乱转筋，为末，酒服。

香附子 附子霍乱吐下，为末四钱，盐半钱，水煎服；小儿吐泻，小便白，熟附子、白石脂、龙骨，丸服。

南星吐泻厥逆，不省人事，为末，姜、枣同煎服，仍以醋调贴足心。

半夏霍乱腹满，同桂末服。

人参止霍乱吐利，煎汁，入鸡子白服，或加丁香，或加桂心。

缩砂蔤 荜茇 蒟酱 山姜 杜若 山奈 刘寄奴 蘹车香并温中下气消食，止霍乱。

肉豆蔻温中消食。霍乱胀痛，为末，姜汤服。

白豆蔻散冷滞，理脾胃。

草豆蔻温中消食下气。霍乱烦渴，同黄连、乌头，煎饮。

高良姜温中消食下气。霍乱腹痛，炙香，煮酒。或水煎，冷服。

蓬莪术霍乱冷气。

艾叶霍乱转筋，煎服。

水蓼霍乱转筋，煎饮，并捋脚。

〔谷菜〕

糯米止霍乱后吐逆不止，水研汁服。

糯米泔止霍乱烦渴。

烧酒和新汲水饮。

醋霍乱吐利，或不得吐利，煎服。转筋，绵蘸揭之。

葱白霍乱转筋，同枣煎服。

薤霍乱干呕，煮食数次。

小蒜煮汁饮，并贴脐，灸七壮。

胡蒜转筋，捣，贴足心。

芥子捣末，傅脐。

白芥子　蔓菁子煮汁服。

干姜霍乱转筋，茶服一钱。

生姜煎酒服。

莳萝　茴香

〔果木〕

橘皮除湿痰霍乱，但有一点胃气者，服之回生，同藿香煎服。不省者，灌之。

槟榔　大腹皮　椰子皮煮汁饮。

桃叶止霍乱腹痛，煮汁服。

胡椒二七粒吞之，或同绿豆研服。

毕澄茄　吴茱萸煮服，或入干姜。叶亦可。

食茱萸　丁香末服。

丁皮　桂心　沉香　白檀香磨汁。

乳香　安息香　苏合香　樟脑
樟材　楠材　钓樟磨汁。

乌药并主中恶霍乱，心腹痛。

乌木屑酒服。诃黎勒风痰霍乱，为末，酒服；小儿，汤服。

皂荚霍乱转筋，吹鼻。

厚朴霍乱胀满腹痛，为末服。或加桂心、枳实、生姜，煎服。

海桐皮中恶霍乱，煎服。

〔金石〕

硫黄伏暑伤冷吐泻，同消石炒成砂，糯糊丸服。或同水银研黑，姜汁服。暑月吐泻，同滑石末，米饮服。

阳起石　不灰木霍乱厥逆，同阳起石、阿魏、巴豆，丸服。

炒盐霍乱腹痛，熨之。转筋欲死者，填脐，灸之。

铜器霍乱转筋腹痛，灸热，熨之。

【积滞】

〔草谷〕

大黄同巴豆、郁金，丸服，治干霍乱。

陈仓米吐泄，同麦芽、黄连，煎服。

穬麦芽　神曲

〔木部〕

巴豆伏暑伤冷，同黄丹、蜡丸服。

樟木干霍乱，不吐不利，煎服，取吐。

〔石部〕

食盐吐干霍乱。

〔器部〕

屠砧上垢干霍乱，酒服一团，取吐。

〔禽部〕

雄雀粪干霍乱胀闷欲死，取三七

枚研，酒服。

〔人部〕

百齿霜小儿霍乱，水服少许。

泄 泻

（有湿热、寒湿、风暑、积滞、惊痰、虚陷）

【湿热】

〔草部〕

白术除湿热，健脾胃。湿泄，同车前子，末服；虚泄，同肉豆蔻、白芍药，丸服；久泄，同茯苓、糯米，丸服；小儿久泄，同半夏、丁香，丸服；老人脾泄，同苍术、茯苓，丸服；老小滑泄，同山药丸服。

苍术湿泄如注，同芍药、黄芩、桂心，煎服；暑月暴泄，同神曲丸服。

车前子暑月暴泄，炒研服。

苎叶骤然水泄，阴干，研服。

秦艽暴泄引饮，同甘草煎。

黄连湿热脾泄，同生姜末服。食积脾泄，同大蒜丸服。

胡黄连疳泻。

泽泻　木通　地肤子　灯芯

〔谷菜〕

粟米并除湿热，利小便，止烦渴，燥脾胃。

青粱米　丹黍米　山药湿泄，同苍术丸服。

薏苡仁

〔木石〕

栀子食物直出，十个微炒，煎服。

黄檗小儿热泻，焙研，米汤服，去下焦湿热。

茯苓　猪苓　石膏水泄，腹鸣如雷，煅研，饭丸，服三十丸，二服愈。

雄黄暑毒泄痢，丸服。

滑石

〔兽部〕

猪胆入白通汤，止少阴下利。

【虚寒】

〔草部〕

甘草　人参　黄芪　白芍药平肝补脾，同白术丸服。

防风　藁本治风泄，风胜湿。

火杴草风气行于肠胃，泄泻，醋糊丸服。

蘼芜湿泄，作饮服。

升麻　葛根　柴胡并主虚泄、风泄，阳气下陷作泄。

半夏湿痰泄，同枣煎服。

五味子五更肾泄，同茱萸丸服。

补骨脂水泄日久，同粟壳丸服；

脾胃虚泄，同豆蔻丸服。

肉豆蔻温中消食，固肠止泄。热泄，同滑石丸服；冷泄，同附子丸服；滑泄，同粟壳丸服；久泄，同木香丸服；老人虚泄，同乳香丸服。

木香煨热，实大肠，和胃气。

缩砂虚劳冷泄，宿食。

草豆蔻暑月伤冷泄。

益智子腹胀忽泄，日夜不止，诸药不效，元气脱也，浓煎二两服。

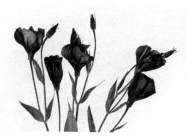

荜茇暴泄，身冷自汗脉微，同干姜、肉桂、高良姜，丸服，名已寒丸。

附子少阴下利厥逆，同干姜、甘草，煎服；脏寒脾泄，同肉豆蔻丸服，大枣煮丸服；暴泄脱阳，久泄亡阳，同人参、木香、茯苓，煎服；老人虚泄，同赤石脂丸服。

草乌头水泄寒利，半生半炒，丸服。

艾叶泄泻，同吴茱萸煎服。同姜煎服。

茛菪子久泄，同大枣煎服。

菝葜

〔谷菜〕

陈廪米涩肠胃，暖脾。

糯米粉同山药、沙糖食，止久痢泄。

烧酒寒湿泄。

黄米粉　干糁　干糕并止老人久泄。

罂粟壳水泄不止，宜涩之，同乌梅、大枣煎服。

神曲　白扁豆　薏苡仁　干姜中寒水泄，炮研，饮服。

葫蒜　薤白　韭白

〔果木〕

栗子煨食，止冷泄如注。

乌梅涩肠止渴。

酸榴皮一二十年久泄，焙研，米饮服，便止。

石莲除寒湿，脾泄肠滑，炒研，米饮服。

胡椒夏月冷泄，丸服。

蜀椒老人湿泄，小儿水泄，醋煮丸服。久泄、飧泄不化谷，同苍术丸服。

吴茱萸老人脾冷泄，水煎，入盐服。

橡斗子　大枣　木瓜　榅桲　都桷　樗子　诃黎勒止泄实肠。久泄，煨研，入粥食。同肉豆蔻末服。长期方：同厚朴、橘皮丸服。

厚朴止泄厚肠温胃，治腹中鸣吼。

丁香冷泄虚滑，水谷不消。

乳香泄澼腹痛。

桂心　没石子　毗梨勒

〔石虫鳞介〕

白垩土水泄，同干姜、楮叶，丸服。

石灰水泄，同茯苓丸服。

赤石脂滑泄痔泄，煅研，米饮服。大肠寒泄遗精，同干姜、胡椒、丸服。

白石脂滑泄，同干姜丸服，同龙骨丸服。

白矾止滑泄水泄，醋糊丸服。老人加诃子。

消石伏暑泄泻，同硫黄炒，丸服。同硫黄、白矾、滑石、飞面，水丸服。

硫黄元脏冷泄，黄蜡丸服；久泄，加青盐；脾虚下白涕，同炒面丸服。气虚暴泄，同枯矾丸服。伏暑伤冷，同滑石末服，或同胡椒丸服。

禹余粮冷劳肠泄不止，同乌头丸服。

阳起石虚寒滑泄，厥逆精滑，同钟乳、附子，丸服。

钟乳粉大肠冷滑，同肉豆蔻丸服。

霹雳砧止惊泄。

五倍子久泄，丸服。水泄，加枯矾。

龙骨滑泄，同赤石脂丸服。

龟甲久泄。

〔禽兽〕

乌鸡骨脾虚久泄，同肉豆蔻、草果，煮食。

黄雌鸡　羖羊角灰久泄，同矾丸服。

鹿茸饮酒即泄，同苁蓉丸服。

猪肾冷痢久泄，掺骨碎补末，煨食。

猪肠脏寒久泄，同吴茱萸，蒸丸服。

猪肝冷劳虚泄。

牛髓泄利。

【积滞】

〔谷木石土〕

神曲　麦芽　荞麦粉脾积泄，沙糖水服三钱。

芜荑气泄久不止，小儿疳泄，同豆蔻、诃子，丸服。

楮叶止一切泄利，同巴豆皮，炒研，蜡丸服。

巴豆积滞泄泻，可以通肠，可以止泄。夏月水泄，及小儿吐泻下痢，灯上烧，蜡丸，水服。

黄丹　百草霜并治积泄。

【外治】

田螺傅脐。

木鳖子同丁香、麝香，贴脐上，虚泄。

蛇床子同熟艾各一两，木鳖子四个，研匀，绵包，安脐上，熨斗熨之。

蓖麻仁七个，同熟艾半两，硫黄二钱，如上法用。

猪苓同地龙、针砂末，葱汁和，贴脐。

椒红小儿泄，酥和贴囟。蓖麻九个贴囟亦可。

巴豆纸小儿泄，剪作花，贴眉心。

大蒜贴两足心，亦可贴脐。

赤小豆酒调，贴足心。

疟

（有风、寒、暑、热、湿、食、瘴、邪八种，五脏疟，六腑疟，劳疟，疟母）

【暑热】

〔草部〕

柴胡少阳本经药，通治诸疟为君，随寒热虚实，入引经佐使。

黄芩去寒热往来，入手少阴、阳明、手足太阴、少阳六经。

甘草五脏六腑寒热。黄芪太阴疟寒热，自汗虚劳。

牛膝久疟劳疟，水煎日服。茎叶，浸酒服。

苍耳子久疟不止，酒糊丸服。叶捣汁。

马鞭草久疟，捣汁酒服。

马兰诸疟寒热，捣汁，发日早服。

香薷同青蒿末，酒服。暑疟，加桂枝、麦芽。

青蒿虚疟寒热，捣汁服；或同桂心，煎酒服。温疟，但热不寒，同黄丹末服。截疟，同常山、人参末，酒服。

人参虚疟食少，必同白术用。孕疟、产后疟、瘴疟，未分阴阳，一两，煎冷服。

白术同苍术、柴胡，为疟家必用之药。

升麻邪入阴分者，同红花，入柴胡四物提之。

葛根无汗者，加之。久疟，同柴胡、二术用，一补一发。

芎劳　知母　葳蕤　牛蒡子并主劳疟。

当归水煎，日服。

地黄　菖蒲　玄参　紫参　白芨　胡黄连　女青　防己　青木香

〔谷菜〕

麦苗汁。

胡麻并主温疟。

粳米热疟、肺疟，白虎汤用。

秫米肺疟有痰，同恒山、甘草煎服。

豆豉心疟、肾疟。

寒食面热疟，青蒿汁丸，服二钱。

翻白草煎酒。

冬瓜叶断疟，用青蒿、马鞭草、官桂，糊丸服。

翘摇

〔果木〕

蜀椒并温疟。

甘蔗劳疟。

竹叶温疟、心疟。

地骨皮虚疟、热疟。

猪苓　茯苓

〔水石虫部〕

冬霜热疟，酒服一钱。

石膏热甚，口渴头痛者，加之。

鼠负七枚，饴糖包吞，即断。同豆豉丸服。

蚯蚓热疟狂乱，同薄荷、姜、蜜服。泥，同白面丸服。

蝉花

〔鳞介〕

乌贼骨并温疟。

龟壳断疟，烧研酒服。

鳖甲久疟，病在血分。劳疟、老疟，醋炙末服。

牡蛎虚疟，寒热自汗。牝疟，同

麻黄、蜀漆、甘草，煎服。

【寒湿】

〔草部〕

附子五脏气虚，痰饮结聚发疟，同红枣、葱、姜，水煎冷服。眩仆厥逆，加陈皮、甘草、诃子。瘴疟，同生姜煎服。断疟，同人参、丹砂丸服，取吐。

草乌头秋深久疟，病气入腹，腹高食少，同苍术、杏仁煎服。

草豆蔻虚疟自汗，煨，入平胃散。瘴疟，同熟附子煎服。山岚发疟，同常山浸酒饮。一切疟，同恒山炒焦糊丸，冷酒服，名瞻仰丸。

苍术　麻黄　羌活　高良姜

〔谷菜〕

火麻叶炒研服。

生姜汁露一夜服。孕疟尤效。

干姜炒黑，发时酒服。脾虚，同干姜炮研，猪胆丸服。

独蒜烧研，酒服。

薤白　韭白

〔果木石部〕

乌梅劳疟，同姜、豉、甘草、柳枝、童便服。

橘皮痎疟，以姜汁浸煮，焙研，同枣煎服。

青橘皮治疟疏肝，当汗而不透者，须再汗之，以此佐紫苏。止疟，烧研，发日早，酒服一钱，临发再服。

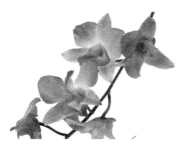

桂心寒多者加之。同青蒿，看寒热多少，三七分为末，姜酒服。

丁香久疟，同常山、槟榔、乌梅，浸酒服。

硫磺朱砂等分，糊丸服。同茶末，冷水服。

云母石牝疟，但寒不热，同龙骨、蜀漆，为散服。

代赭石

〔鳞禽兽部〕

龙骨老疟，煮服取汗。

鸡子白久疟。

鹧鸪煮酒饮。

猪脾虚寒疟，同胡椒、高良姜、吴茱萸末，作馄饨食。

牛肝醋煮食。

羊肉 黄狗肉并作臛食，取汗。

山羊肉久疟，作脯食。

果然肉食，去瘴疟。皮，亦辟疟。

驴脂多年疟，和乌梅丸服。

鹿角小儿疟，生研服。

【痰食】

〔草部〕

常山疟多痰水饮食，非此不能破癖利水。醋煮干，水煎服，不吐不泻。鸡子清丸，煮熟服。同茯苓、甘草，浸酒服。同草果、贝母、知母煎酒服。同大黄、甘草，煎水服。同小麦、竹叶，煎水服。同黄丹丸服。瘴疟，同知母、青蒿、桃仁煎服。孕疟，同乌梅、甘草、石膏，酒、水浸服。

芫花久疟结癖在胁，同朱砂丸服。

醉鱼花鲫鱼酿，煨服，治久疟成癖，并捣花贴之。

大黄疟多败血痰水，当下不尽者，须再下之，必此佐常山。

阿魏痰癖寒热，同雄黄、朱砂丸服。

半夏痰药必用，痰多者，倍加。同白豆蔻、生姜、大枣、甘草各二十五块，如皂子大，同葱根煎一碗，露一夜，分三服。热疟重者，极效。

三棱 莪术

〔谷果〕

神曲 麦芽并治食疟，消疟母。

槟榔消食辟瘴。同酒蒸常山丸服，名胜金丸，或加穿山甲。

桃仁同黄丹丸服，或加蒜。

桃花末服，取利。

杏仁

〔木石〕

巴豆 砒霜为劫痰截疟神剂。同硫黄、绿豆丸。同雄黄、朱砂、白面丸。同绿豆、黑豆、朱砂丸。同恒山、丹砂作饼，麻油炸热研末，并冷水服。

黄丹坠痰消积。诸疟，蜜水调服一钱。同青蒿丸。同百草霜丸。同独蒜丸。同桃仁丸。同建茶丸。同恒山丸。并止疟。

矾红食疟，同蒜丸服。

绿矾阴疟，同干姜、半夏，醋汤服。

矾石醋糊丸服。

古石灰同五灵脂、头垢丸服。

密陀僧

〔虫禽〕

白僵蚕痰疟，丸服。

鲮鲤甲痎疟、牡疟、寒热疟，同干枣烧研服。同酒蒸当归、柴胡、知母，丸服。

夜明砂五疟不止及胎前疟，冷茶服二钱，或加朱砂、麝香，丸服。

鸡膍胵黄皮小儿疟，烧服。

雄鸡屎

【邪气】

〔谷果服器〕

端午粽尖丸，疟药。

桃枭水丸服。五种疟，同巴豆、黑豆、朱砂，丸服。

钟馗烧服。

历日烧灰，丸服。

故麻鞋底灰。

甑带

〔虫介禽兽〕

蜈蚣 勒鱼骨入断疟药。

疟龟痎疟，烧服，或浴，或佩。

鸥鹢炸食。

犬毛烧服。

白狗屎烧服。

白驴蹄同砒霜丸服，治鬼疟。

猴头骨烧水服。

黑牛尾烧酒服。

乌猫屎小儿疟，桃仁汤下。

狸屎灰鬼疟，发无期度。

灵猫阴

〔人部〕

头垢 天灵盖 小儿脐带烧灰，饮服。

人胆装糯米，入麝香熏干。青者，治久疟连年，陈米汤下十五粒。

【吐痰】

常山　蜀漆　藜芦煎。

地菘汁。

豨莶汁。

葎草汁。

石胡荽汁。

离鬲草汁。

三白草汁。

泽漆　莞花　豉汤　瓜蒂　相思
子擂水。

逆流水　人尿和蜜，取吐。

【外治】

旱莲　毛茛草　石龙芮　马齿苋
小蒜同胡椒、百草霜杵。同阿魏、
胭脂。同桃仁罨。

蜘蛛　蛤蟆　烧人场上黑土并
系臂。

吴葵华揉手。

鱼腥草擦身，取汗。

乌头末发时，酒调，涂背上。

鬼箭羽同鲮鲤甲末，发时嗅鼻。

燕屎泡酒，熏鼻。

野狐粪同夜明砂，醋糊丸，把嗅。

野狐肝糊丸，绯帛裹系中指。

虎睛　虎骨　虎爪皮　麝香　狸

肝　野猪头骨　驴皮骨　牛骨　天牛
马陆　两头蛇佩。

蛇蜕塞耳。

人牙　人胆

胀　满

*(有湿热，寒湿，气积，食积，
血积)*

【湿热】

术除湿热，益气和中。脾胃不和，
冷气客之为胀满，同陈皮丸服。

黄连去心火及中焦湿热。

黄芩脾经诸湿，利胸中热。

柴胡宣畅气血，引清气上行。

桔梗腹满肠鸣，伤寒腹胀，同半
夏、橘皮，煎服。

射干主胸胁满，腹胀气喘。

薄荷　防风　车前　泽泻　木通
白芍药去脏腑壅气，利小便，于土
中泻木而补脾。

大黄主肠结热，心腹胀满。

半夏消心腹痰热满结，除腹胀。
小儿腹胀，以酒和丸，姜汤下，仍姜
汁调，贴脐中。

牵牛除气分湿热，三焦壅结。湿
气中满，足胫微肿，小便不利，气急

咳嗽，同厚朴末服。水蛊胀满，白、黑牵牛末各二钱，大麦面四两，作饼食。小儿腹胀，水气流肿，小便赤少，生研一钱，青皮汤下。

忍冬治腹胀满。

泽泻渗湿热。

赤小豆治热，利小便，下腹胀满，散气。

豌豆利小便，腹胀满。

荠菜子，治腹胀。根，主胀满腹大，四肢枯瘦，尿涩，以根同甜葶苈丸服。

木瓜治腹胀善噎。

厚朴消痰下气，除胀满，破宿血，化水谷，治积年冷气雷鸣。腹胀脉数，同枳实、大黄煎服。腹痛胀满，加甘草、桂、姜、枣。男女气胀，冷热相攻，久不愈，姜汁炙研，米饮日服。

皂荚主腹胀满。胸腹胀满，煨研丸服，取利甚妙。

枳实消食破积，去胃中湿热。

枳壳逐水消胀满，下气破结。老幼气胀，气血凝滞，四制丸服。

茯苓主心腹胀满，渗湿热。

猪苓　鸬鹚大腹鼓胀，体寒，烧研，米饮服。

鸡屎白下气，利大小便，治心腹鼓胀，消积。鸡屎醴：治鼓胀，旦食不能暮食，以袋盛半升渍酒，日饮三次，或为末酒服。欲下，则煮酒顿服。

野鸡心腹胀满，同茴香、马芹诸料，入蒸饼作馄饨食。

豪猪肚及屎主热风鼓胀，烧研，酒服。

猪血中满腹胀，旦食不能暮食，晒研酒服，取利。

牛溺主腹胀，利小便气胀，空心温服一升。症瘕鼓胀，煎如饴，服枣许，取利。

蛤蟆鼓气，煅研酒服。青蛙，入猪肚内，煮食。

【寒湿】

草豆蔻除寒燥湿，开郁破气。

缩砂蔤治脾胃结滞不散，补肺醒脾。

益智子主客寒犯胃。腹胀忽泻，日夜不止，二两煎汤服，即止。

胡芦巴治肾冷，腹胁胀满，面色青黑。

胡椒虚胀腹大，同全蝎丸服。

附子胃寒气满，不能传化，饥不能食，同人参、生姜末，煎服。

丁香小儿腹胀，同鸡屎白，丸服。

诃黎勒主冷气，心腹胀满，下气。

禹余粮

【气虚】

甘草除腹胀满，下气。人参治心腹鼓痛，泻心肺脾中火邪。

萎蕤主心腹结气。

青木香主心腹一切气，散滞气，调诸气。

香附子治诸气胀满，同缩砂、甘草，为末服。

紫苏治一切冷气，心腹胀满。

莱菔子气胀、气蛊，取汁浸缩砂，炒七次，为末服。

生姜下气，消痰喘胀满，亦纳下部导之。

姜皮消胀痞，性凉。

马芹子主心腹胀满，开胃下气。

山药心腹虚胀，手足厥逆，或过服苦寒者，半生半炒，为末，米饮服。

百合除浮肿，胪胀痞满。

败瓢酒炙三五次，烧研服，治中满鼓胀。

槟榔治腹胀，生捣末服。

沉香升降诸气。

全蝎病转下后，腹胀如鼓，烧灰，入麝，米饮服。

【积滞】

蓬莪术治积聚，诸气胀。

京三棱治气胀，破积。

刘寄奴穗血气胀满，为末，酒服三钱，乃破血下胀仙药也。

马鞭草行血活血。鼓胀烦渴，身干黑瘦，锉曝，水煮服。

神曲补虚消食。三焦滞气，同莱菔子煎服。少腹坚，大如盘，胸满，食不消化，汤服方寸匕。

芽米消食下气，去心腹胀满。产后腹胀，不得转气，坐卧不得，酒服一合，气转即愈。

葫蒜下气，消谷化肉。

山楂化积消食，行结气。

橘皮下气破癖，除痰水滞气。

胡椒腹中虚胀，同蝎尾、莱菔子，丸服。

车脂主小腹胀，和轮下土服。

胡粉化积消胀。小儿腹胀，盐炒摩腹。

古文钱心腹烦满，及胸胁痛欲死，水煮汁服。

钢铁主胸膈气塞，不化食。

水银治积滞鼓胀。

黑盐腹胀气满，酒服六铢。酒肉过多，胀满不快，用盐擦牙，温水漱下，二三次即消。

芒消治腹胀，大小便不通。

绿矾消积滞，燥脾湿，除胀满，平肝，同苍术丸服，名伐木丸。

猪项肉酒积，面黄腹胀，同甘遂捣丸服。取下酒布袋也。

转　筋

（有风寒外束，血热，湿热吐泻）

【内治】

〔草部〕

木香木瓜汁，入酒调服。

桔梗　前胡　艾叶　紫苏　香薷半夏　附子　五味子　菖蒲　缩砂高良姜

〔菜部〕

葱白　薤白　生姜　干姜

〔果木〕

木瓜利筋脉，主转筋、筋挛诸病。枝、叶、皮、根并同。

棠梨枝、叶　**楂子　模楂　吴茱萸**炒煎酒服，得利安。叶，同艾、醋罨之。

松节转筋挛急，同乳香炒焦研末，木瓜酒服。

桂霍乱转筋。足躄筋急，同酒涂之。

沉香止转筋。

厚朴　卮子

〔器水土禽〕

厕筹并霍乱转筋。

故麻鞋底烧赤，投酒中饮。

梳篦烧灰，酒服。**败蒲席**烧服。

屠砧垢酒服，取吐。

山岩泉水多服令饱，名洗肠。

釜底墨酒服。

古文钱同木瓜、乌梅，煎服。

鸡矢白转筋入腹，为末水服。

羊毛醋煮裹脚。

【外治】

蓼洗。

蒜盐捣敷脐，灸七壮。擦足心，并食一瓣。

柏叶捣裹，并煎汁淋。枝、叶亦可。

楠木洗。

竹叶熨。

皂荚末嗪鼻。

热汤熨之。

车毂中脂涂足心。

青布　绵絮并酢煮，揾之。

铜器炙，熨肾堂。

朱砂霍乱转筋，身冷，心下温者，

蜡丸, 烧笼中熏之, 取汗。

蜜蜡脚上转筋, 销化贴之。

喘　逆

(古名咳逆上气。有风寒, 火郁, 痰气, 水湿, 气虚, 阴虚, 脚气, 骹鞠)

【风寒】

〔草部〕

麻黄风寒, 咳逆上气。

羌活诸风湿冷, 奔喘逆。

苏叶散风寒, 行气, 消痰, 利肺。感寒上气, 同橘皮煎服。

款冬花咳逆上气, 喘息呼吸, 除烦消痰。

南藤上气咳嗽, 煮汁服。

细辛　莨草　破故纸

〔果木〕

蜀椒并主虚寒喘嗽。

松子仁小儿寒嗽壅喘, 同麻黄、百部、杏仁丸服。

桂咳逆上气, 同干姜、皂荚丸服。

皂荚咳逆上气不得卧, 炙研蜜丸, 服一丸。风痰, 同半夏煎服。痰喘咳嗽, 以三挺, 分夹巴豆、杏仁、半夏, 以姜汁、香油、蜜分炙, 为末, 舐之。

巴豆寒痰气喘, 青皮一片, 夹一粒烧研, 姜汁、酒服, 到口便止。

〔鳞部〕

鲤鱼烧末, 发汗定喘。咳嗽, 入粥中食。

【痰气】

〔草部〕

半夏痰喘, 同皂荚煎服。失血喘急, 姜汁和面煨研, 丸服。

桔梗痰喘, 为末, 童尿煎服。

白前下胸胁逆气, 呼吸欲绝。久咳上气不得卧, 同紫菀、半夏、大戟, 渍水饮。吓呷作声不得眠, 焙末, 酒服。

蓬莪术上气喘急, 五钱, 煎酒服。气短不接, 同金铃子末, 入蓬砂, 酒服。

苏子消痰利气定喘, 与橘皮相宜。上气咳逆, 研汁, 煮粥食。

缩砂仁上气咳逆, 同生姜捣, 酒服。

莨菪子积年上气咳嗽, 羊肺蘸末服。

葶苈肺壅, 上气喘促。肺湿痰喘, 枣肉丸服, 亦可浸酒。

甘遂水气喘促, 同大戟末, 服十枣丸。控涎丹。

泽漆肺咳上气，煮汁，煎半夏诸药服。

大戟水喘，同荞面，作饼食，取利。

栝楼痰喘气急，同白矾末，萝卜蘸食。小儿痰喘膈热，去子，以寒食面和饼，炙研，水服。

贝母 荏子 射干 芫花 荛花 黄环 前胡 蒟酱 荞麦粉咳逆上气，同茶末，生蜜水服，下气不止，即愈。

芥子并消痰下气，定喘咳。

白芥子咳嗽支满，上气多唾，每酒吞七粒。老人痰喘，同莱菔子、苏子煎服。

莱菔子老人气喘，蜜丸服。痰气喘，同皂荚炭，蜜丸服。久嗽痰喘，同杏仁丸服。生姜暴逆上气，嚼之，屡效。

莸香肾气上冲胁痛，喘息不得卧，擂汁，和酒服。

〔果木〕

橘皮 杏仁咳逆上气喘促，炒研蜜和，含之。上气喘息，同桃仁丸服，取利。久患喘急，童尿浸换半月，焙研，每以枣许，同薄荷、蜜煎服，甚效。浮肿喘急，煮粥食。

桃仁上气咳嗽喘满，研汁，煮粥食。

槟榔痰喘，为末服。四磨汤。

椒目诸喘不止，炒研，汤服二钱劫之，乃用他药。

崖椒肺气喘咳，同干姜末，酒服一钱。

茗茶风痰喘嗽不能卧，同白僵蚕末，汤服。子，同百合丸服。

银杏降痰，定喘，温肺，煨食。

瓜蒂吐痰。

柿蒂 都咸子 马兜铃肺气喘急，酥炒，同甘草末，煎服。

楸叶上气咳嗽，腹满瘦弱，煎水熬膏，纳入下部。

诃黎勒 桑白皮 厚朴 枳实 茯苓 牡荆

〔金石〕

青礞石并泻肺气，消痰定喘。

雌黄停痰在胃，喘息欲绝，同雄黄作大丸，半夜投糯粥中食。

硫黄冷澼在胁，咳逆上气。

轻粉小儿涎喘，鸡子蒸食，取吐利。

金屑 玉屑 白石英 紫石英 石硫

〔介虫〕

海蛤 文蛤 蛤粉 白僵蚕

〔禽兽〕

蝙蝠久咳上气，烧末饮服。

猪蹄甲久咳痰喘，入半夏、白矾煅研，入麝香服。或同南星煅，丸服。

阿胶肺风喘促，涎潮目窜，同紫苏、乌梅煎服。

驴尿卒喘，和酒服。

【火郁】

〔草部〕

知母久嗽气急，同杏仁煎服，次以杏仁、萝卜子，丸服。

茅根肺热喘急，煎水服，名如神汤。

蓝叶上气咳嗽，呀呷有声，捣汁服，后食杏仁粥。

大黄人忽喘急闷绝，涎出吐逆，齿动，名伤寒并热，同人参煎服。

**天门冬　麦门冬　黄芩　沙参
前胡　荩草　藕草**

〔谷菜果服〕

丹黍根煮服，并主肺热喘息。

生山药痰喘气急，捣烂，入蔗汁热服。

沙糖上气喘嗽，同姜汁煎咽。

桃皮肺热喘急欲死，客热往来，同芜花煎汤，薄胸口，数刻即止。

故锦上气喘急，烧灰茶服，神效。

〔石鳞〕

石膏痰热喘急，同寒水石末，人参汤下。或同甘草末服。

龙骨恚怒，气伏在心下，不得喘

息，咳逆上气。

〔人部〕

人溺久嗽，上气失声。

【虚促】

〔草部〕

人参阳虚喘息，自汗，头运欲绝，为末汤服。甚者，加熟附子同煎。产后发喘，血入肺窍，危证也，苏木汤，调服五钱。

五味子咳逆上气，以阿胶为佐，收耗散之气。痰嗽气喘，同白矾末，猪肺蘸食。

马兜铃肺热喘促，连连不止，清肺补肺。酥炒，同甘草末煎服。

黄芪　紫菀　女菀　款冬花

〔菜果木部〕

韭汁喘息欲绝，饮一升。

大枣上气咳嗽，酥煎含咽。

胡桃虚寒喘嗽，润燥化痰，同生姜嚼咽。老人喘嗽，同杏仁、生姜，蜜丸服。产后气喘，同人参煎服。

沉香上热下寒喘急，四磨汤。

蒲颓叶肺喘虚，喘咳甚者，焙研，米饮服，三十年者亦愈。

乌药

〔金石〕

石钟乳肺虚急，蜡丸服。

太乙余粮

〔鳞禽〕

蛤蚧虚喘面浮，同人参蜡丸，入糯粥呷之。

鱼鲙风人，脚气人，上气喘咳。

鹳鹬五脏气喘不得息。作臛食。

鸡卵白

〔兽部〕

阿胶虚劳喘急，久嗽经年，同人参末，日服。

猪肉上气咳嗽烦满，切作馄子，猪脂煎食。

猪肪煮熟切食。

猪胰肺干胀喘急，浸酒服。

羊肺　青羊角吐血喘急，同桂末服。

猯骨炙研，酒服，日三。

獭肝虚劳上气。

【嗽齁】

〔草部〕

石胡荽齁，擂酒服。

醉鱼草、花寒齁，同米粉作果，炙食。

半边莲寒寒齁，同雄黄煅，丸服。

石苋同甘草煎服，取吐。

苎根痰寒齁，煅研，豆腐蘸食。

蓖麻仁炒，取甜者食。叶，同白

矾，猪肉裹，煨食。年久者，同桑叶、御米壳丸服。

马蹄香末。

藜芦并吐。

木鳖子小儿咸寒齁，磨水饮，即吐出痰，重者，三服即效。

〔谷菜〕

脂麻秸灰小儿盐寒齁，淡豆腐蘸食。

淡豉寒齁喘痰积，同砒霜、枯矾丸，水服即止。

莱菔子遇厚味即发者，蒸研，蒸饼丸服。

〔果木〕

银杏同麻黄、甘草煎服。定喘汤：加半夏、苏子、杏仁、黄芩、桑白皮、款冬花。

茶子磨米泔汁，滴鼻取涎。喘急咳嗽，同百合蜜丸服。

苦丁香　皂荚酥炙，蜜丸服，取利。

榆白皮阴干为末，煎，日二服。

柏树皮汁小儿盐寒齁，和面作饼烙食，取吐下。

白瓷器为末，蘸食。

〔鳞介禽兽〕

鲫鱼人尿浸死，煨食，主小儿寒齁。

海螵蛸小儿痰寒齁，饮服一钱。

烂螺壳 小儿寒齁，为末，日落时服。

鸡子 尿内浸三日，煮食，主年深寒齁。

蝙蝠 一二十年上气，烧研服。

猫屎灰 痰寒齁，沙糖水服。

咳 嗽

（有风寒、痰湿，火热，燥郁）

【风寒】

〔草菜〕

麻黄 发散风寒，解肺经火郁。

细辛 去风湿，泄肺破痰。

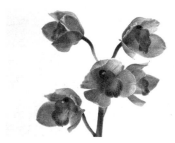

白前 风寒上气，能保定肺气，多以温药佐使。久咳唾血，同桔梗、桑白皮、甘草，煎服。

百部 止暴嗽，浸酒服。三十年嗽，煎膏服，小儿寒嗽，同麻黄、杏仁，丸服。

款冬花 为温肺治嗽要药。

牛蒡根 风寒伤肺壅咳。

飞廉 风邪咳嗽。

佛耳草 除寒嗽。同款冬花、地黄，烧烟吸，治久近咳嗽。

缩砂 紫苏 芥子 并主寒嗽。

生姜 寒湿嗽，烧含之。久嗽，以白饧或蜜，煮食。小儿寒嗽，煎汤浴之。

干姜

〔果木〕

蜀椒 桂心 并主寒嗽。

〔土石〕

釜月下土 卒咳嗽，同豉丸服。车缸妊娠咳嗽，烧投酒中，冷饮。

石灰 老小暴嗽，同蛤粉，丸服。

钟乳石 肺虚寒嗽。

〔虫鱼〕

蜂房 小儿咳嗽，烧灰服。

鲫鱼 烧服，止咳嗽。

〔禽兽〕

白鸡 卒嗽，煮苦酒服。

鸡子白皮 久咳，同麻黄，末服。

羊胰 远年咳嗽，同大枣，浸酒服。

【痰湿】

〔草部〕

半夏 湿痰咳嗽，同南星、白术，丸服。气痰咳嗽，同南星、官桂，丸服。热痰咳嗽，同南星、黄芩，丸服。肺热痰嗽，同栝楼仁，丸服。

天南星气痰咳嗽，同半夏、橘皮，丸服。风痰咳嗽，炮研煎服。

莨菪子久嗽不止，煮炒研末，同酥，煮枣食。三十年呷嗽，同木香、熏黄，烧烟吸。

葶苈肺壅痰嗽，同知母、贝母、枣肉，丸服。

芫花卒得痰嗽，煎水，煮枣食。有痰，入白糖，少少服。

玄胡索老小痰嗽，同枯矾，和饧食。

旋覆花　白药子　千金藤　黄环莬花　大戟　甘遂　草犀　苏子荏子

〔菜谷〕

白芥子　蔓菁子并主痰气咳嗽。

莱菔子痰气咳嗽，炒研，和糖食。上气痰嗽，唾脓血，煎汤服。

莱菔痨瘦咳嗽，煮食之。

丝瓜化痰止嗽，烧研，枣肉丸服。烧酒寒痰咳嗽，同猪脂、茶末，香油、蜜浸服。

〔果木〕

白果　榧子　海枣　㮏子　都念子　盐麸子并主痰嗽。

香橼煮酒，止痰嗽。

橘皮痰嗽，同甘草，丸服。经年

气嗽，同神曲、生姜，蒸饼丸服。

枳壳咳嗽痰滞。

皂荚咳嗽囊结。卒寒嗽，烧研，豉汤服。咳嗽上气，蜜炙丸服。又同桂心、干姜，丸服。

淮木久嗽上气。

楮白皮水气咳嗽。

桑白皮去肺中水气。咳血，同糯米末服。

厚朴

〔金石〕

矾石化痰止嗽，醋糊丸服，或加人参，或加建茶。或同炒卮子，丸服。

浮石清金，化老痰。咳嗽不止，末服或丸。雌黄久嗽，煅过丸服。

雄黄冷痰劳嗽。

密陀僧　礞石　硇砂

〔介虫〕

马刀　蛤蜊粉并主痰嗽。

鲨鱼壳积年咳嗽，同贝母、桔梗、牙皂，丸服。

蚌粉痰嗽面浮，炒红，葿水入油服。

鬼眼睛　白蚬壳卒嗽不止，为末酒服。

海蛤　白僵蚕酒后痰嗽，焙研茶服。

【痰火】

〔草部〕

黄芩 **桔梗** **荠苨** **前胡** **百合**
天门冬 **山豆根** **白鲜皮** **马兜铃**
并清肺热，除痰咳。

甘草除火伤肺咳。小儿热嗽，猪
胆汁浸炙，蜜丸服。

沙参益肺气，清肺火，水煎服。

麦门冬心肺虚热，火嗽，嚼食，
甚妙。寒多人，禁服。

百部热咳上气，火炙，酒浸服。
暴咳嗽，同姜汁煎服。三十年嗽，汁，
和蜜炼服。小儿寒嗽，同麻黄、杏仁，
丸服。

天花粉虚热咳嗽，同人参，末服。

栝楼润肺，降火，涤痰，为咳嗽
要药。干咳，汁，和蜜炼食。痰嗽，
和明矾，丸服。痰咳不止，同五倍子，
丸噙。热咳不止，同姜、蜜蒸食。肺
热痰嗽，同半夏，丸服。酒痰咳嗽，
同青黛丸服。妇人夜咳，同香附、青
黛，末服。

灯笼草肺热咳嗽喉痛，为末汤服，
仍傅喉外。

贝母清肺消痰止咳，沙糖丸食。
又治孕嗽。小儿卒嗽，同甘草丸服。

知母消痰润肺，滋阴降火。久近
痰嗽，同贝母末，姜片蘸食。

石韦气热嗽，同槟榔，姜汤服。

射干老血在心脾间，咳唾气臭。
散胸中热气。

马勃肺热久嗽，蜜丸服。

桑花

〔谷菜〕

丹黍米并止热咳。

百合肺热咳嗽，蜜蒸食之。

土芋

〔果木〕

枇杷叶并止热咳。

杏仁除肺中风热咳嗽，童尿浸，
研汁，熬酒丸服。

巴旦杏 **梨汁**消痰降火，食之，
良。卒咳，以一碗入椒四十粒，煎沸，
入黑饧一块，细服。又以一枚刺孔，
纳椒煨食。又切片酥煎，冷食。又汁，
和酥、蜜、地黄汁，熬稠食。

干柿润心肺，止热咳。嗽血，蒸
熟，掺青黛食。

柿霜 **余甘子**丹石伤肺咳嗽。

甘蔗汁虚热咳嗽涕唾，入青粱米，
煮粥食。

大枣 **石蜜** **刺蜜** **桑叶**并主
热咳。

〔金石〕

金屑风热咳嗽。

石膏热盛喘咳，同甘草末服。热

嗽痰涌如泉，煅过，醋糊丸服。

浮石热咳，丸服。不灰木肺热，同玄精石诸药，末服。

玄精石 蓬沙消痰止咳。

五倍子敛肺降火，止嗽。

百药煎清肺化痰，敛肺劫嗽，同诃子、荆芥，丸噙。化痰，同黄芩、橘皮、甘草、丸咽。

【虚劳】

〔草部〕

黄芪补肺泻火，止痰嗽、自汗及咳脓血。

人参补肺气。肺虚久嗽，同鹿角胶末，煎服。化痰止嗽，同明矾，丸服。喘嗽有血，鸡子清，五更调服。小儿喘嗽，发热自汗，有血，同天花粉服。

五味子收肺气，止咳嗽，乃火热必用之药。久咳肺胀，同粟壳丸服。久嗽不止，同甘草、五倍子、风化消，末噙。又同甘草、细茶，末噙。

紫菀止咳脓血，消痰益肺。肺伤咳嗽，水煎服。吐血咳嗽，同五味子丸服。久嗽，同款冬花、百部，末服。小儿咳嗽，同杏仁丸服。

款冬花肺热劳咳，连连不绝，涕唾稠粘，为温肺治嗽之最。痰嗽带血，

同百合，丸服。以三两烧烟，筒吸之。

仙灵脾劳气，三焦咳嗽，腹满不食，同五味子、覆盆子，丸服。

地黄咳嗽吐血，为末，酒服。

柴胡除劳热胸胁痛，消痰止嗽。

牛蒡子咳嗽伤肺。

鬼臼咳劳。

〔谷果〕

罂粟壳久咳多汗，醋炒，同乌梅末服。

阿芙蓉久劳咳，同牛黄、乌梅诸药，丸服。同粟壳末服。

寒具消痰润脾止咳。

桃仁急劳咳嗽，同猪肝、童尿煮，丸服。

胡桃润燥化痰。久咳不止，同人参、杏仁，丸服。

金果补虚，除痰嗽。

仲思枣 乌梅

〔木石〕

干漆并主劳嗽。

诃梨勒敛肺降火，下气消痰。久咳，含之咽汁。

钟乳粉虚劳咳嗽。

赤石脂咳则遗屎，同禹余粮煎服。

〔诸虫鳞介〕

蜜蜡虚咳，发热声嘶，浆水煮丸服。

蛇含蛙久劳咳嗽，吐臭痰，连蛇

煅末，酒服。

鲫鱼头烧研服。

鳖骨蒸咳嗽，同柴胡诸药，煮食。

生龟一二十年咳嗽，煮汁，酿酒服。

龟甲　蛤蚧

〔禽兽〕

鹳鹆　鹦鹉并主劳咳。

慈乌骨蒸劳咳，酒煮食。

乌鸦骨蒸劳咳嗽，煅末酒服。心，炙食。

五灵脂咳嗽肺胀，同胡桃仁丸服，名敛肺丸。

猪肾同椒煮食。卒嗽，同干姜煮食，取汗。

猪胰二十年嗽，浸酒饮。同腻粉煅研服。

猪肺肺虚咳嗽，麻油炒食。

猪胆瘦病咳嗽，同人尿、姜汁、橘皮、诃子，煮汁服。

羊胰久嗽，温肺润燥，同大枣，浸酒服。

羊肺　羊肉　猯骨　獭肝　阿胶并主劳咳。

黄明胶久嗽，同人参末、豉汤日服。

人尿虚劳咳嗽。

【外治】

木鳖子肺虚久咳，同款冬花烧烟，筒吸之。

榆皮久嗽欲死，以尺许出入喉中，吐脓血，愈。

熏黄三十年呷嗽，同木通、莨菪子烧烟，筒熏之。

钟乳粉一切劳嗽，同雄黄、款冬花，佛耳草烧烟，吸之。

故茅屋上尘老嗽不止，同石黄诸药，烧烟吸。

寒　热

（有外感，内伤，火郁，虚劳，疟、疮、瘰疬）

【和解】

〔草部〕

甘草五脏六腑寒热邪气，凡虚而多热者，加之。

知母肾劳，憎寒烦热。

丹参虚劳寒热。

白头翁狂阳寒热。

胡黄连小儿寒热。

黄芩寒热往来，及骨蒸热毒。

柴胡寒热邪气，推陈致新，去早辰潮热，寒热往来，妇人热入血室。

前胡伤寒寒热，推陈致新。

白鲜皮主壮热恶寒。

茅根　大黄并主血闭寒热。

旋覆花五脏间寒热。

茵预寒热如疟。

屋游浮热在皮肤，往来寒热。

乌韭　龙胆骨间寒热。

白薇寒热酸痛。

秦艽　当归　芎䓖　芍药并主虚劳寒热。

荆芥　积雪草　紫草　夏枯草　蠡实　芦根　云实　木通　蒲黄　吴蓝　连翘　蛇含　鸭跖草　凌霄花　土瓜根

〔菜果〕

冬瓜泡汁饮。

茄子　马齿苋　苋实　薤白　杏花女子伤中，寒热痹。

桃毛血瘕寒热。

〔木石〕

厚朴解利风寒寒热。

牡荆　蔓荆并除骨间寒热。

冷水服丹石，病发恶寒，冬月淋至百斛，取汗乃愈。

松萝　枳实　竹茹　雄黄肝病寒热。

石膏中风寒热。

滑石胃热寒热。

曾青养肝胆，除寒热。

石青　石胆　食盐　朴消　矾石

〔虫介兽人〕

雀瓮　龟甲骨中寒热，或肌体寒热欲死，作汤良。

海蛤胸痛寒热。

蛞蝓老癖为寒热。

贝子温疰寒热，解肌，散结热。

龙齿大人骨间寒热。

鼍甲伏坚寒热。

猪悬蹄甲小儿寒热，烧末乳服。

牛黄　人尿

【补中清肺】

〔革谷〕

黄芪虚疾寒热。

沙参　黄精　葳蕤　术并除寒热，益气和中。

桔梗除寒热，利肺。

灯笼草　麦门冬　紫菀　旋花根　黄环　天门冬　白英　忍冬　豌豆　绿豆　赤小豆　秫　百合　山药

〔果木〕

吴茱萸　椒红　桂利肝肺气，心腹寒热。

辛夷五脏身体寒热。

沉香诸虚寒热冷痰，同附子煎服。

乌药解冷热。

桑叶除寒热，出汗。

茯苓　酸枣　山茱萸

〔石部〕

殷孽淤血寒热。

阳起石　禹余粮

〔禽兽〕

鹜肪风虚寒热。

羖猪头肉寒热。

熊脂　鹿角　麋脂

齿　衄

(有阳明风热，湿热，肾虚)

【除热】

防风　羌活　生苄　黄连

【清补】

人参齿缝出血成条，同茯苓、麦门冬煎服，奇效。上盛下虚，服凉药益甚者，六味地黄丸，黑锡丹。

【外治】

香附姜汁炒研，或同青盐、百草霜。

蒲黄炒焦。

苦参同枯矾。

骨碎补炒焦。

丝瓜藤灰。

寒水石同朱砂、甘草、片脑。

五倍子烧。

地龙同矾、麝。

紫矿　枯矾　百草霜并揩掺。

麦门冬　屋游　地骨皮　苦竹叶盐并煎水漱。

童尿热漱。

蜀椒　苦竹茹并煎醋漱。

蟾酥按。

铁钉烧烙。

咳嗽血

(咳血出于肺，嗽血出于脾，咯血出于心，唾血出于肾。有火郁，有虚劳)

【火郁】

麦门冬　片黄芩　桔梗　生地黄金丝草　茅根　贝母　姜黄　牡丹皮芎䓖　白芍药　大青　香附子　茜根丹参　知母　荷叶末。

藕汁　桃仁　柿霜　干柿入脾肺，消宿血、咯血、痰涎血。

杏仁肺热咳血，同青黛、黄蜡作饼，干柿夹煨，日食。

水苏研末饮服。

紫菀同五味子蜜丸服。并治吐血后咳。

白前久咳唾血，同桔梗、甘草、桑白皮煎服。

荆芥穗喉脘痰血，同甘、桔煎服。

蒲黄　桑白皮　茯神　柳絮末。

韭汁，和童尿。

生姜蘸百草霜。

黄檗　槐花末服。

槲若水煎。

发灰　童尿并主咳、咯、唾血。

卮子炒焦，清胃脘血。

诃子火郁嗽血。

乌鸦劳嗽吐血。

【虚劳】

人参　地黄　百合　紫菀　白芨　黄芪　五味子　阿胶　白胶　酥酪

黄明胶肺损嗽血，炙研汤服。

猪胰一切肺病，咳唾脓血。

猪肺肺虚咳血，蘸薏苡仁末食。

猪心心虚咯血，包沉香、半夏末，煨食。

乌贼骨女子血枯伤肝，唾血。

怔忡

（血虚，有火，有痰）

【养血清神】

〔草木〕

人参同当归末，猪肾煮食。

当归　地黄　黄芪　远志　黄芩

黄连泻心火，去心窍恶血。

巴戟天益气，去心痰。

香附忧愁心忪，少气疲瘦。

牡丹皮主神不足，泻包络火。

麦门冬　茯神　茯苓　酸枣　柏实安魂定魄，益智宁神。

健忘

（心虚，兼痰，兼火）

【补虚】

〔草木〕

甘草安魂魄，泻火养血，主健忘。

人参开心益智，令人不忘，同猪肪炼过，酒服。

远志定心肾气，益智慧不忘，为末，酒服。

石菖蒲开心孔，通九窍，久服不忘不惑，为末，酒下。

仙茅久服通神，强记聪明。

淫羊藿益气强志，老人昏耄，中年健忘。

丹参 当归 地黄并养血安神定志。

预知子心气不足，恍惚错忘，怔悸烦郁，同人参、菖蒲、山药、黄精等，为丸服。

〔谷菜果木〕

麻勃主健忘。七夕日收一升，同人参二两为末，蒸熟，每卧服一刀圭，能尽知四方事。

山药镇心神，安魂魄，主健忘，开达心孔，多记事。

龙眼安志强魂，主思虑伤脾，健忘怔忡，自汗惊悸，归脾汤用之。

莲实清心宁神，末服。

乳香心神不足，水火不济，健忘惊悸，同沉香、茯神，丸服。

茯神 茯苓 柏实 酸枣

〔鳞兽〕

白龙骨健忘，同远志末，汤服。

虎骨同龙骨、远志，末服。

六畜心心昏多忘，研末酒服。

【痰热】

〔草果〕

黄连降心火，令人不忘。

玄参补肾止忘。

麦门冬 牡丹皮 柴胡 木通通利诸经脉壅、寒热之气，令人不忘。

商陆花人心昏塞，多忘喜误，为末，夜服，梦中亦醒悟也。

桃枝作枕及刻人佩之，主健忘。

〔金石兽部〕

旧铁铧心虚恍惚健忘，火烧淬酒浸水，日服。

铁华粉 金薄 银薄 银膏 朱砂 空青 白石英心脏风热，惊悸善忘，化痰安神，同朱砂为末服。

牛黄除痰热健忘。

惊 悸

（有火，有痰，兼虚）

【清镇】

〔草谷〕

黄连泻心肝火，去心窍恶血，止惊悸。

麦门冬 远志 丹参 牡丹皮

玄参 知母并定心，安魂魄，止惊悸。

甘草 惊悸烦闷，安魂魄。伤寒心悸脉代，煎服。

半夏 心下悸松，同麻黄丸服。

天南星 心胆被惊，神不守舍，恍惚健忘，妄言妄见，同朱砂、琥珀，丸服。

柴胡 除烦止惊，平肝胆包络相火。

龙胆 退肝胆邪热，止惊悸。

芍药 泻肝，除烦热惊狂。

人参 黄芪 白芨 胡麻 山药 淡竹沥 黄檗 柏实 茯神 茯苓 乳香 没药 血竭 酸枣仁 厚朴 震烧木 大惊失志，煮汁服。

〔金石〕

霹雳砧 大惊失心恍惚，安神定志。

天子藉田犁下土 惊悸颠邪，水服。

金屑 银屑 生银 朱砂银 朱砂 银膏 自然铜 铅霜 黄丹 铁精 铁粉 紫石英 煮汁。

雄黄 玻璃 白石英 五色石脂

〔鳞介禽兽〕

龙骨 龙齿 夜明沙 鼍甲 牛黄 羚羊角 虎睛、骨、胆 羖羊角 象牙 麝脐香 犀角 醍醐 并镇心平肝，除惊悸。

猪心 除惊补血，产后惊悸，煮食。

猪心血 同青黛、朱砂丸服，治心病邪热。

猪肾 心肾虚损，同参、归煮食。

六畜心 心虚作痛，惊悸恐惑。

震肉 因惊失心，作脯食。

人魄 磨水服，定惊悸狂走。

烦 躁

（肺主烦，肾主躁。有痰，有火，有虫厥）

【清镇】

〔草部〕

黄连 黄芩 麦门冬 知母 贝母 车前子 丹参 玄参 甘草 柴胡 甘蕉根 白前 葳蕤 龙胆草 防风 蠡实 芍药 地黄 五味子 酸浆 青黛 栝楼子 葛根 菖蒲 菇笋 萱根 土瓜根 王不留行 并主热烦。

海苔 研饮，止烦闷。

胡黄连 主心烦热，米饮末服。

牛蒡根 服汁，止热攻心烦。

款冬花 润心肺，除烦。

白术 烦闷，煎服。

苎麻 蒲黄 并主产后心烦。

〔谷菜〕

小麦 糯米泔 淅二泔 赤小豆 豉 麨 芽米 酱汁 米醋 芋

董　水芹菜　白菘菜　淡竹笋　壶芦
冬瓜　越瓜

〔果木〕

西瓜　甜瓜　乌梅及核仁　李根
白皮　杏仁　大枣　榅桲　椑柿　荔
枝　巴旦杏　橄榄　波萝蜜　梨汁
枳椇　葡萄　甘蔗　刺蜜　都咸子
都桷子　藕　荷叶　芰茎　猴桃　竹
沥　竹叶　淡竹叶　楝实　厚朴　黄
栌　芦荟　卮子　荆沥　猪苓　酸枣
仁　胡桐泪　茯神　茯苓　槐子大热
心烦，烧研酒服。

黄檗

〔金石〕

铅霜　不灰木　真玉　禹余粮
滑石煎汁，煮粥。

五色石脂　朱砂　理石　凝水石
石膏　玄明粉　石硷　甜消

〔鳞介〕

龙骨　文蛤　真珠合知母服。

蛏肉

〔禽兽〕

抱出鸡子壳小儿烦满欲死，烧末
酒服。

鸡子白　诸畜血　驴肉　羚羊角
并主热烦。

犀角磨汁服，镇心，解大热，风
毒攻心，氉氉热闷。

水羊角灰气逆烦满，水服。

白犬骨灰产后烦满，水服。

不　眠

（有心虚，胆虚，兼火）

【清热】

〔草部〕

灯心草夜不合眼，煎汤代茶。

半夏阳盛阴虚，目不得瞑，同秫
米，煎以千里流水，炊以苇火，饮之
即得卧。

地黄助心胆气。

麦门冬除心肺热，安魂魄。

〔谷菜〕

秫米　大豆日夜不眠，以新布火
炙熨目，并蒸豆枕之。

干姜虚劳不眠，研末二钱，汤服，
取汗。

苦竹笋　睡菜　蕨菜　马薪子

〔果木〕

乌梅　桪榆并令人得睡。

榆荚仁作糜羹食，令人多睡。

蕤核熟用。

酸枣胆虚，烦心不得眠，炒熟为
末，竹叶汤下，或加人参、茯苓、白
术、甘草，煎服。或加人参、辰砂、
乳香，丸服。

大枣烦闷不眠，同葱白煎服。

木槿叶炒煎饮服，令人得眠。

郁李仁因悸不得眠，为末酒服。

松萝去痰热，令人得睡。

乳香治不眠，入心活血。

茯神　知母　牡丹皮

〔金石〕

生银　紫石英　朱砂

〔虫兽〕

蜂蜜　白鸭煮汁。

马头骨灰胆虚不眠，同乳香、酸
枣，末服。

多　眠

(脾虚，兼湿热，风热)

【脾湿】

〔草木〕

木通脾病，常欲眠。

术　葳蕤　黄芪　人参　沙参
土茯苓　茯苓　荆沥　南烛并主好睡。

葳核生用，治多睡。

花构叶人耽睡，晒研汤服，日二。

〔鳞禽〕

龙骨主多寐泄精。

鸤鸠安神定志，令人少睡。

【风热】

〔草部〕

苦参　营实并除有热好睡。

甘蓝及子久食益心力，治人多睡。

龙葵　酸浆并令人少睡。

当归　地黄并主脾气痿躄嗜卧。

苍耳　白薇风温灼热，多眠。

白苣　苦苣

〔果木〕

茶治风热昏愦，多睡不醒。

皋卢除烦消痰，令人不睡。

酸枣胆热好眠，生研汤服。

枣叶生煎饮。

〔兽部〕

马头骨灰胆热多眠，烧灰水服，
日三夜一。亦作枕。又同朱砂、铁粉、
龙胆，丸服。